Dr. med. Stefan Proeller

Grundmuster der Entwicklung in der Klassischen Homöopathie

Ein neuer Ansatz für die Homöopathie

- Chaostheorie und Homöopathie
- Fraktale Geometrie und Miasmen
- Fraktale und Arzneimittel
- Notfall und Entwicklung
- Hausapotheke
- Notfallapotheke

Herausgeber:

Institut für Entwicklung und Homöopathie
Bahnhofstrasse 38
64528 Rüsselsheim
Tel. 06142/ 81236
Fax 06142/ 12168

www.inst-ent-hom.de
info@inst-ent-hom.de

Autor:

Dr. med. Stefan Proeller
Facharzt für Allgemeinmedizin, Naturheilverfahren und Homöopathie
Master Universitario en Homoeopatia der Universität Sevilla
www.dr-proeller.de

1. Auflage 2005

ISBN 3-00 017172-X

Widmung

Für meine Frau Claudine und meine Söhne Jean-Yves und Pierre-Pascal

Danksagung

An erster Stelle möchte ich mich für den großen Einsatz von Frau Dr. Bujunga, der ehemaligen Präsidentin der Landesapothekerkammer Hessen, bedanken. Ohne ihr Engagement für eine Homöopathie auf akademischem Niveau wäre dieses Buch nicht zustande gekommen. Sie war es, die uns alle motivierte, nach der Ausbildung zum Fachapotheker für Homöopathie eine weitere Ausbildung zu entwickeln und anzuschließen.

Diese Bemühungen sind in eine Ausbildung geflossen, die der Autor in Zusammenarbeit mit Herrn Dr. Endler, Prof. a. D., anbietet und die mit einem MSc. in Complementary and Integrated Health Sciences mit Schwerpunkt Homöopathie [redacted] abschließen wird. Herrn Dr. Endler (www.inter-uni.at) möchte ich für die bisherige gute Zusammenarbeit ebenfalls danken.

Meine Anerkennung gilt meinem Lehrer Professor Walter Köster, der mich wesentlich auf meinen Weg oder Prozess gebracht hat.

Daneben möchte ich meinem Freund und homöopathischen Arzt Hermann Frieben (www.hominis.de) für die Durchsicht des Manuskripts und wertvollen Anregungen danken. Unsere Diskussion hat viel zur Klärung der neuen Gedanken beigetragen.

Von der praktischen Seite her hat mich mein Freund Olaf Kosinsky sehr unterstützt. Er hat mir bei der Umwandlung von Vortragsfolien in Buchseiten geholfen und wesentlich zum Erscheinungsbild dieses Buches beigetragen. Olaf Kosinsky hat mir wesentlich beim Aufbau der Homepage des Instituts für Entwicklung und Homöopathie (www.inst-ent-hom.de) geholfen.

Allen meinen Schülern, die eine zweijährige Homöopathieausbildung bei mir absolviert haben, danke ich für die Anregungen und den Austausch. Ihre Mitarbeit und freundliche Unterstützung haben mich sehr motiviert.

Inhaltsverzeichnis

Einleitung aus aktuellem Anlass

Die Diskussion über die Wirksamkeit von Homöopathie ist momentan erneut entbrannt. Zum Zeitpunkt der Drucklegung der ersten Auflage dieses Buches flackert erneut die Diskussion auf, ob die homöopathische Wirkung nur in einem verstärkten Placeboeffekt liege.

Ein gerade erschienener Artikel der britischen Zeitschrift „*The Lancet*" untersucht homöopathische Studien. Schweizer und britische Autoren kommen zu dem Schluss, dass positive Studien einen eher fehlerhaften Ansatz haben, also nicht verwertbar seien.

Der Autor möchte sich im nachfolgenden Buch nicht mit der Wirksamkeit von Homöopathie befassen. Er möchte aber darauf hinweisen, dass sich praktisch alle Studien in ihrem Layout von seiner Sichtweise von Homöopathie unterscheiden.

Kern der Aussage von Gegnern der Homöopathie ist die Unmöglichkeit der Wirkung angesichts der Tatsache, dass in den Verdünnungen zu wenig wirksame Substanz sei.

Was hier gemeint ist, verdeutlich ein Vergleich mit der Psychologie. Das wirksame Medium der Psychologie ist das gesprochene Wort. Das Wort als Träger der Bedeutung bekommt seine Wirkung aber erst im richtigen Kontext.

Daneben braucht das Wort einen Zuhörer. Es braucht jemanden, der es aufnimmt und der es zu verstehen vermag.

Genauso wirkt Homöopathie nur in einer bestimmten Situation. Eine bestimmte Potenz (Stärke oder auch Tonlage) wirkt bei einem bestimmten Patienten in einer bestimmten Situation Wunder.

Der Autor hat dies bei hunderten von Videos festgehalten, die alle, sofern die Patienten einverstanden sind, für den Unterricht zugänglich sind.

Durch das Verständnis des Grundmusters der Entwicklung glaubt er ein Phänomen entdeckt zu haben, das ähnlich der Psychoanalyse, durch Aufdecken eines tiefen Zusammenhanges heilt. Wer würde denn schon die Bedeutung von psychischen Phänomenen für die Entwicklung eines Menschen in Frage stellen?

Vorbemerkung:

Große Umwälzungen des vergangenen Jahrhunderts wie Chaostheorie oder Quantenmechanik haben kaum Eingang in die Medizin gefunden. War die Homöopathie vor 200 Jahren eine fortschrittliche Heilmethode, so blieb das System Homöopathie in seiner Entwicklung stehen.

Der Autor entwickelt in diesem Buch das Heil-System Homöopathie von den Grundlagen Hahnemanns ausgehend weiter. Er sieht Homöopathie als moderne Wissenschaft, mit der Fähigkeit unterschiedliche Wissenschaften und Bereiche zu vernetzen.

Gibt es ein modernes Heilsystem, das zur Entwicklung eines Menschen Aussagen machen kann und das erklären kann, unter welchen Umständen jemand krank wird?

Unsere heutige Medizin zieht sich auf das Feld der statistischen Unberechenbarkeit zurück. Für den Einzelfall lässt sich keine Aussage machen, nur eine zahlenmäßige Wahrscheinlichkeit.

Homöopathie befasst sich mit der Entwicklung eines Menschen. Die Anamnese erklärt die Entwicklung in der Vergangenheit und wirft Licht auf seine "potentielle", also mögliche Entwicklung in der Zukunft.

Die Gabe der richtigen homöopathischen Arznei stößt einen tiefen Entwicklungsprozess an. Dieser Prozess macht Zusammenhänge zwischen den Krankheitssymptomen und der Entwicklung sichtbar. Verschwinden Symptome dauerhaft, so ist dies Ausdruck einer veränderten Entwicklung. Vor diesem Hintergrund gibt es fließende Übergänge zwischen Krankheit und Gesundheit. Die gesellschaftliche und berufliche Situation hat einen ähnlichen Stellenwert wie der Kontakt mit einem besonders virulenten Grippeerreger.

Krankheit entsteht aus einer besonderen Situation heraus. Das Ursache-Wirkungs-Prinzip wird der heute immer sichtbarer werdenden Vernetzung von allem mit allem nicht mehr gerecht.

Für den Autor sind hier die Vergleiche mit der Chaostheorie am eindruckvollsten. Wer hätte vor 20 Jahren gedacht, dass ein kleines Computerprogramm, das wir heute Virus nennen, die halbe Welt lahm legen kann? Die "vernetzte" Welt von heute ist auf der einen Seite ein stabiles System, auf der anderen Seite entstehen eben aus diesen Vernetzungen heraus schwer vorhersagbare Schwachpunkte.

Der Ökonom Benoit Mandelbrot erläutert in seinem aktuellen Buch "Fraktale und Finanzen" Entwicklungen von Märkten und Börsen. Künftige Entwicklungen werden über die Muster oder Fraktale der bisherigen Entwicklungen berechenbar.

In der Homöopathie gibt es ein ähnliches Vorgehen bereits seit 200 Jahren! Das Simile-Prinzip ist nichts anderes, als das Prinzip der Selbst-Ähnlichkeit von chaotischen Systemen.

Dieses Buch richtet sich an Ärzte und Apotheker, die sich gemeinsam mit dem Autor mehr als zwei Jahre lang auf den Weg gemacht haben, klassische Homöopathie zu erkunden. Wesentliche Teile des Curriculum Homöopathie der Landesapothekerkammer Hessen sind darin enthalten.

Teil 1
Vorbemerkung:

Daneben soll es einen neuen Zugang zur Homöopathie ermöglichen. Verstehen und Infragestellen sind zwei wesentliche Motive des Autors. Jede Anamnese ergibt den Zusammenhang zwischen dem Lebensweg und der Kraft oder Dynamik, die diesen Weg ermöglicht hat. Das Verständnis dieses Zusammenhanges allein löst einen Entwicklungsprozess aus. Vor diesem Hintergrund stellt der Autor Miasmen und eine Reihe von Arzneimitteln vor.

Miasmen werden neu definiert und von dem reinen Begriff der Haut- oder Geschlechtskrankheit entfernt. Miasmen sind nach Ansicht des Autors übergeordnete Muster der Entwicklung, die die Entstehung von Krankheitsmustern und das Auftreten von Arzneimittelbildern verständlicher machen.

In jedem Menschen ist in seinem Grunde gleich einem Kern die Potenz oder auch Möglichkeit zu einer spezifischen Entwicklung angelegt. Die Muster, die sich tatsächlich ausprägen, sind durch die Variabilität der Umgebung oder auch Umwelt bedingt. Dieses Buch soll helfen, den Menschen in seiner speziellen Lebenssituation zu verstehen. Es soll Verknüpfungen zwischen Krankheit und Position auf dem individuellen Lebensweg darstellen. Das tiefe Verständnis der Arzneimittelbilder und der Mechanismen dahinter soll Ihnen als Patient helfen, "ihr eigenes" Mittel zu begreifen. Der Autor erklärt jedem Patienten nach der Anamnese die Zusammenhänge. Die Erkenntnis an sich hat nach seiner Erfahrung schon manches bewegt.

Die aufgezeigten Muster der Entwicklung zeigen und erklären Vernetzungen von körperlichen und psychischen Bereichen. Die Vernetzung der Arzneimittelbilder führt zu einem neuen tiefen Verständnis des Zusammenhanges zwischen Körper und Psyche. Gerade im Abschnitt „Notfall und Therapie“ versucht der Autor psychische Entwicklung körperlichen Symptomen zuzuordnen.

Schließlich soll dieses Buch ein Leitfaden für die Selbstbehandlung sein.

In diesem Buch sind wichtige Mittel eingehend beschrieben. Neu ist hier die Darstellung: Der Autor sieht hinter jedem Mittel eine spezifische Entwicklung und stellt die homöopathischen Mittel nebeneinander dar. Durch das stichwortartige Herausarbeiten von Themen und die Darstellung der Entwicklungen werden die Mittel von ganz anderer Seite vergleichbar, als nur nach Symptomen oder Bildern.

Ein letzter Schwerpunkt ist der homöopathische Notfall, der hier unter einem ganzheitlichen Gesichtspunkt dargestellt wird. Notfallmittel und Notfallsituationen werden in Tabellen kurz dargestellt und sollen rasches sicheres Handeln ermöglichen.

Teil 1

1.1 Homöopathie und Entwicklung

Persönliche Erfahrungen stoßen Entwicklungen an.

Auch das intensive Studium der Homöopathie ist häufig Folge eines tief greifenden Erlebnisses. Ein prominentes Beispiel hierfür ist James Tyler Kent, der nach der homöopathsichen Heilung seiner ersten Frau die Homöopathie wie kaum ein anderer prägte.

Auf den ersten Blick und ohne persönliche Erfahrung ist Homöopathie für wissenschaftlich denkende Menschen eher uninteressant. Wer möchte denn einer „Heilkunst" vertrauen, die mit nicht mehr nachweisbaren Substanzen behandelt?

Einer Heilkunst, die mit Einmalgaben dauerhafte Veränderungen erzielen kann?

Einer Heilkunst, die die Konstitution eines Menschen in der Tiefe verändern kann?

All dies scheint einem gebildeten Menschen der heutigen Zeit absurd.

Um Licht in solche Widersprüche zu bringen, will der Autor zu Beginn einen chinesischen Philosophen zitieren, in dessen Philosophie das Absurde oder auch das Paradoxe eine zentrale Rolle spielt.

Lesen Sie diesen Text aufmerksam, und berücksichtigen sie folgende Fragen:

- Kann man Innen von Außen trennen?
- Kann die Ursache von der Wirkung getrennt werden?
- Können Dinge abgelöst vom Ursprung, einfach für sich genommen, betrachtet werden, wie losgelöst aus einem Zusammenhang ?
- Ist es sinnvoll nötig, sich auf das Eigentliche, Selbst zu konzentrieren, wenn von Außen große Veränderungen drohen?
- Welche Rolle spielen Stärke und Gewalt, um sich im Leben durchzusetzen?

Teil 1
1.1 Homöopathie und Entwicklung

Tao Te King

Vers Zweiundfünfzig

Es gibt einen Anfang des Kosmos,
Die Mutter aller Dinge,
Die Mutter zu kennen heißt, den Sohn zu kennen,
Den Sohn zu kennen, und doch in Verbindung mit der Mutter zu bleiben,
Heißt bis ans Lebensende ohne Sorge zu sein.

Verschließe die Sinne,
schließe das Tor,
und das Leben ist immer voll.
Öffne die Sinne,
sei immer viel beschäftigt,
und Leben ist jenseits von Hilfe.

Das Kleine zu sehen, ist Einsicht;
Behutsames Nachgeben ist Stärke.
Das Helle benutzen, zur Klarheit zurückkehren,
so hinterlässt es am Körper keinen Schaden.
Das heißt sich in Beständigkeit üben.

Ursache und Wirkung in der Homöopathie

In diesem Text geht es um den Zusammenhang von Ursache und Wirkung, Mutter und Sohn wie Lao Tse es nennt.

Die Kenntnis der Beziehung zwischen Innen und Außen, zwischen Ursache und Wirkung, Beginn und Ende schafft Wissen um das eigene Sein.

Eine Wirkung kann nicht von der Ursache getrennt werden, die Ursache nicht von der Wirkung.

Die Beziehung zwischen beiden ist die **ENTWICKLUNG**. Sie können es auch Prozess nennen.

Betrachten sie einen Unfall: Ein Unfall stößt in jedem Menschen eine spezifische Entwicklung an. Ein kleines Ereignis, wir können es auch Ursache nennen, kann große Folgen nach sich ziehen. Die Entwicklung verbindet Ursache und Wirkung. Sie erklärt die potentielle, das heißt mögliche Entwicklung nach einer „Ursache".

Entwicklungsorientierte Homöopathie wendet den Blick auf den Prozess, der jeder Entwicklung zugrunde liegt. Sie beschäftigt sich weniger mit den Ursachen (kausaler Hintergrund der modernen Medizin), noch mit den aktuellen Zuständen („Simile-Prinzip" der Homöopathie, das auf den reinen aktuellen Zustand angewendet wird.)

Potenz oder die Rolle des Zufalls in der Entwicklung

Potenz kommt aus dem lateinischen. Potenz hat mehrere Bedeutungen. Neben dem Begriff „Macht" kann es auch für „Möglichkeit" stehen.

Vergleichen Sie hier bitte die nachfolgenden Gedanken Aristoteles':

Die Idee formt Materie und braucht die Materie, damit sie sich ausprägen (in-Form kommen) kann.

Die Materie braucht die Form (Idee), um ihre Möglichkeiten (Potenz) realisieren zu können.

Dieser Zusammenhang sei an unserem vorigen Beispiel verdeutlicht.

Wäre die Ehefrau Kents nicht durch Homöopathie geheilt worden, so hätte er sich nicht so intensiv um Homöopathie bemüht. Dies ist aber kein eindeutiger logischer Satz: Es folgt nämlich nicht, dass jeder, der eine unglaubliche Heilung eines Angehörigen erlebt, automatisch Homöopathie studiert.

Es bedeutet vielmehr, dass Kent nur durch einen Zufall angestoßen werden musste, damit er zu einem bedeutenden Homöopathen wurde.

Hätte es den Zufall nicht gegeben, wäre er dann auch zur Homöopathie gekommen? Und wie hätte dann unsere heutige Homöopathie ausgesehen?

Diese und viele andere Fragen sind nur Spekulationen. Wenn die Würfel des Schicksals gefallen sind, sind Entwicklungen angestoßen, die sich nur bedingt zurückdrehen lassen.

Die Potenz (Möglichkeit der Entwicklung), ein zentraler Begriff in der Homöopathie, ist zwar da. Ob sie sich verwirklicht, also Realität wird, ist aber eben nur Potenz (Wahrscheinlichkeit).

Dieses Buch folgt auch einer Entwicklung:

War es anfangs als kleine Hilfe für den homöopathischen Notfall gedacht, so merkte der Autor bald, dass bei einer ganzheitlichen Betrachtungsweise eine kleine Materia medica beigefügt werden muss. Diese Materia medica schien ohne eine begleitende Miasmenlehre ebenfalls zu wenig verständlich, also wurde sie ebenfalls beigefügt.

Bei so viel Theorie mussten weitere grundlegende Kapitel angefügt werden.

Die Geburt als Ursprung des Weges (Prozesses)

Die Geburt ist das Spiegelbild des Todes.

Der Tod ist das Spiegelbild der Geburt.

Geburt und Tod markieren die End-Punkte des Lebensweges.

Viele von ihnen haben schon die Geburt eines Menschen erlebt.

Früher war dies ein Ereignis im Rahmen der Familie, heute spielt es sich meist in der Klinik ab. Eine Geburt läuft keineswegs immer glatt ab.

Bei manchen öffnet sich die Fruchtblase zu früh, die Mutter muss mit Blaulicht ins Krankenhaus, das Kind kommt spontan.

Bei anderen muss mit einer Saugglocke nachgeholfen werden. Oder das Kind gerät in eine falsche Lage. Die Liste der möglichen Ereignisse und Entwicklungen bei der Geburt ließe sich beliebig verlängern.

Die Geburt bedeutet Eintritt des kleinen Wesens in unsere Welt.

Mit der Geburt beginnt sein Lebensweg, wie dies auf dem Tauf- und später auf dem Totenschein bestätigt wird.

Die Geburt ist der Anfang des Weges.

Aber wie ist ihr Bezug zu dem Weg selbst?

Lassen Sie uns dazu in einer Tabelle einige Typen der Geburt zusammentragen:

Einige „Typen" der Geburt

Spontan	Alles läuft glatt	Der „Normalfall"
Langsam	Etwas blockiert, danach kommt es zum Abbruch	Nat-m., Natrium muriaticum
Zu schnell: Sturzgeburt	Akzeleration	Lyc., Lycopodium clavatum
Zu langsam: Keine Wehen	Retardierung	Calc., Calcium carbonicum
Das Kind bleibt stecken: Der Kopf ist zu groß für den Geburtskanal	Retardierung	Calc., Calcium carbonicum
Die Fruchtblase öffnet sich nach einem Sturz	Retardierung	Acon., Aconitum napellus Arn., Arnica montana

Der aufmerksame Leser bemerkt, dass es sich bei der Aufstellung nur um einige „Grundmuster" der Geburt handelt.

Aber bitte, fragen Sie Ihre Familie, wo läuft denn schon alles glatt?

Meine Mutter ist spontan und zu früh nach dem Sturz ihrer Mutter bei Glatteis auf die Welt gekommen. Mir wurde immer berichtet, wie groß mein Kopf bei der Geburt gewesen sein musste. Er wollte nicht durchkommen, bis endlich der Damm breit eingerissen ist. Mein großer Sohn ist mit Kaiserschnitt in einer Notoperation auf die Welt gekommen, nachdem sich die Plazenta (Mutterkuchen) gelöst hatte. Bei meinem kleinen Sohn musste schließlich die Schwangerschaft beendet werden, da sich die das Kind versorgenden Arterien zu verschließen drohten!

Die Geburt ist eine Angelegenheit zwischen Mutter und Kind. Auf der einen Seite entlässt die Mutter das Kind in die Freiheit, auf der anderen Seite geht das Kind in Richtung Freiheit. Elementare Bindungen lösen sich bei der Geburt.

Prägt der Ursprung den Weg?

Wie verhält es sich hier mit Mutter und Sohn?

Ist der Weg die Folge der Geburt!

Was bestimmt den Weg?

Gibt es eine Prägung schon vor der Geburt?

Bei der Zeugung etwa?

Teil 1
1.1 Homöopathie und Entwicklung

Diese Frage stellen sich die Eltern, Angehörige und Freunde immer bei einer Geburt.

Wird das Kind nach dem Vater oder der Mutter gehen?

Wird es erfolgreich sein?

Wird es SEINEN Platz im Leben finden?

Hieraus lässt sich eine grundlegende Fragestellung entwickeln:

Ist Entwicklung voraussagbar?

Die Zukunft und künftige Entwicklungen haben Menschen über alle Zeitalter hin fasziniert!

Von jeher gab es Wissenschaften, die sich mit Zukunft befassten. Denken Sie an die Prophezeiungen der Bibel.

Denken Sie an die Astrologie.

Oder denken Sie an die alten Ägypter, deren Totenkult extrem zukunftsorientiert war: Schon zu Lebzeiten des Pharaos richtete sich alles Streben auf sein Ableben hin. Eine Grabbehausung sollte ihn für das künftige Leben in die optimale Ausgangsposition bringen.

Auch in der heutigen Zeit gibt es Wissenschaften, die sich mit der Entwicklung in der Zukunft beschäftigen. Die Meteorologie zum Beispiel ist aus unserem Alltag nicht mehr wegzudenken.

Entwicklung am Beispiel Wetter

Betrachten Sie bitte die aktuelle Wettervorhersage. Trotz modernster Technologien kann niemand das Wetter der nächsten Woche sicher voraussagen. Die Datenfülle bringt nicht mehr Sicherheit. Dies liegt daran, dass Wetter sich wie ein chaotisches System verhält.

Dennoch gibt es den 100jährigen Kalender: Fällt kein Regen am Siebenschläfer, wird das Wetter wochenlang mit hoher Wahrscheinlichkeit gut sein.

Diesen Vorgang lassen Sie uns bitte auf Homöopathie übertragen. Geben wir einem Kind wegen einer chronischen Halsentzündung Silicea, so können wir die Vorhersage machen, dass dieses Kind, obgleich es in der Praxis und in der Öffentlichkeit unauffällig, sich Zuhause extrem gehen lässt. Wir wissen ebenfalls, dass Zugluft eine deutliche Verschlechterung hervorrufen wird.

In der Entwicklung des Menschen gibt es zahlreiche Parallelen zur Entwicklung von chaotischen Systemen, deren Entwicklung unter bestimmten Umständen vorhersagbar ist.

Der Autor geht noch einen Schritt weiter. Er ist der Auffassung, dass sich die Entwicklung eines Menschen analog zu chaotischen Systemen darstellen lässt. Daher glaubt er, dass sich deren Gesetzmäßigkeiten übertragen lassen.

Gehen wir nochmals zurück zur Geburt, zur Anfangsphase der Lebenskurve. Im vorangegangenen Abschnitt war angedeutet worden, dass die Art des Eintritts ins Leben einen direkten Bezug zum weiteren Verlauf des Lebensweges selbst darstellt. Ein stürmischer Eintritt spricht für ein weiteres turbulentes Leben, ein langsamer Eintritt eher für einen ruhigen Verlauf der Lebenskurve.

Das hieße, dass die Gestalt der Lebenskurve im Wesentlichen durch sich selbst bestimmt ist, weniger durch äußere kausale Einflüsse. Hier lassen sich Parallelen zu einem neuen Wissenschaftszweig herstellen: der fraktalen Geometrie.

Dies soll an einem aktuellen Beispiel verdeutlicht werden

Aktienkurse und Kausalität

Verfolgen Sie bitte wichtige Kurse wie das Verhältnis Dollar zu Euro.

Oder lesen Sie über die Entwicklung des Ölpreises nach.

Im Jahr 2005 gab es zwei große Themen: zum einen den Wechselkurs zwischen Dollar und Euro, zum anderen die Entwicklung des Ölpreises:

Im Sommer des Jahres, gerade als alle meinten, der Dollar müsste immer weiter fallen, stieg er. Einen eindeutigen Grund fanden die Analysten nicht. Kaum jemand hatte diese Entwicklung voraus gesehen. Die meisten Marktteilnehmer spekulierten zu diesem Zeitpunkt auf einen eher fallenden Dollar.

Die Ölpreisentwicklung sahen 2005 ebenfalls nur wenige voraus. Es gab zwar viele Einzeldaten über die Marktteilnehmer, dass der Preis eines Barrel Öl jedoch über 60 Dollar steigen würde hielten viele für unmöglich. (Zum Zeitpunkt, da dieses Buch in Druck geht, liegt der Ölpreis deutlich über siebzig Dollar. Auslöser für diesen letzten Anstieg war der Hurrikane Kathrin, der über New Orleans fegte.)

Daraus lassen sich mehrere Schlüsse ziehen:

Die Entwicklung der Märkte und der Preise ist selbst bei einer Redundanz (Überfülle) der Daten nicht vorhersagbar.

Das Kausalitätsprinzip gilt nur eingeschränkt.

Mit der fraktalen Geometrie ist in der zweiten Hälfte des 20. Jahrhunderts eine Methode entwickelt worden, die Entwicklungen in der Zukunft beschreibt ohne auf Ursache und Wirkung einzugehen.

Fraktale Geometrie und Entwicklung

Benoit Mandelbrot

Benoit Mandelbrot, ein aus Polen stammender Mathematiker und Ökonom, betrachtete viele Vorgänge und Ereignisse der Natur ganz genau.

Er beschäftigte sich mit dem Rauschen in Telefonleitungen und auch mit den Verläufen von Aktienkursen. Und er fand in scheinbar unzusammenhängenden Rauheiten immer wiederkehrende Muster.

Solche Muster traten zu Beginn einer Entwicklung auf und waren für ihren weiteren Verlauf charakteristisch. Diese Muster nannte er Fraktale, einen Begriff aus dem Lateinbuch seines Sohnes.

Fraktal bedeutet nach Mandelbrot gebrochene Dimension.

Fraktal

Benoit Mandelbrot definiert Fraktal als Echo der Ganzheit

Die fraktale Geometrie ist ein neuer Zweig der Geometrie. Wo sich klassische Geometrie mit Geraden, Kreisen und Winkeln bemüht, wie mancher sicher aus leidvoller Erfahrung in der Schule weiß, ist der Schwerpunkt der fraktalen Geometrie die Rauheit!

Rau als Gegenteil von glatt!

Denken Sie bitte nach. Welche biologische Form ist schon vollkommen glatt, eben oder rund?

Gerade die heutige Nano-Technik offenbart uns bei fortschreitender Verkleinerung, dass glatte Oberflächen in Wirklichkeit rau sind.

Fraktale Geometrie

Die fraktale Geometrie liefert Hilfsmittel, um Rauheit mathematisch darzustellen.

Die fraktale Geometrie findet in einer rauen Oberfläche kleinste, immer wiederkehrende Bausteine.

Prominente Beispiele hierfür sind Küstenverläufe der Bretagne oder auch der Normandie. Hier lässt sich exakt die Dimension des Fraktals berechnen.

Solche Küsten können bei Kenntnis des Fraktals täuschend echt reproduziert werden.

Aber auch die Kurven von Aktienkursen verlaufen nicht glatt. Selbst an einem Tag treten erhebliche Schwankungen auf. Hinter solchen Schwankungen lassen sich ebenfalls Fraktale finden.

Die Kenntnis der zugrunde liegenden Fraktale macht eine Berechnung des weiteren Kursverlaufs in die Zukunft möglich, unabhängig von Ursache und Wirkung.

Fraktale im Bild

Zur Illustration seien hier verschiedene Ausprägungen eines Fraktals angefügt, die sich jeder selbst mit einem Java Set Julia Generator herstellen und betrachten kann. Ist es nicht faszinierend in welcher Vielfalt sich **ein Fraktal** darstellen kann? (In der Literaturangabe am Ende des Buches finden Sie nähere Angaben zum Java Set Julia Generator)

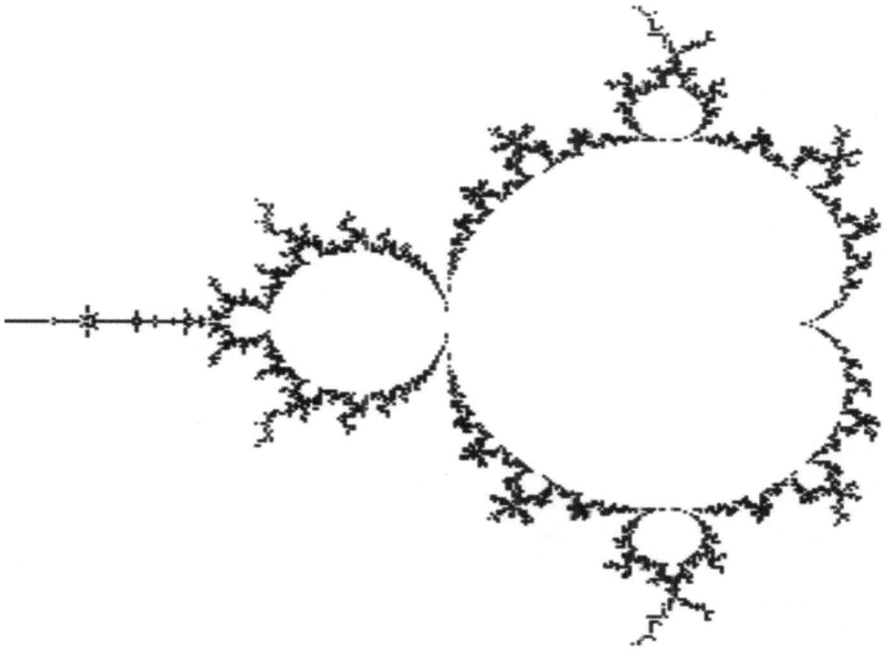

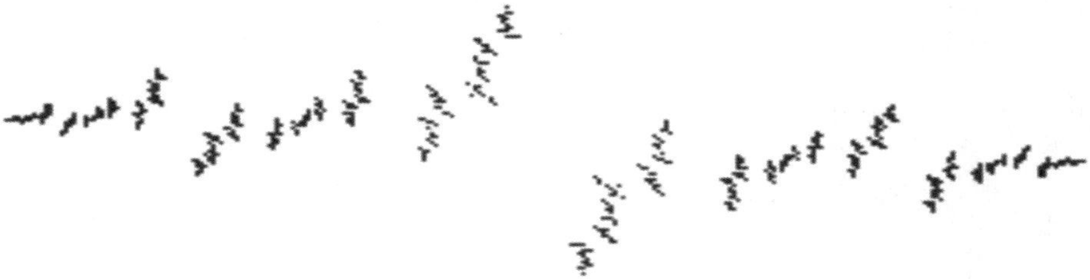

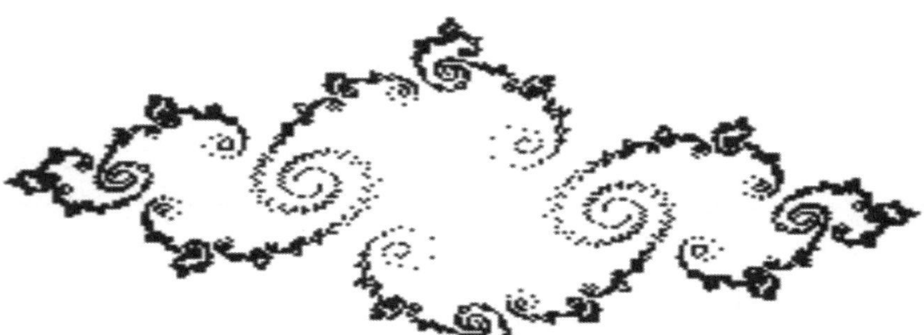

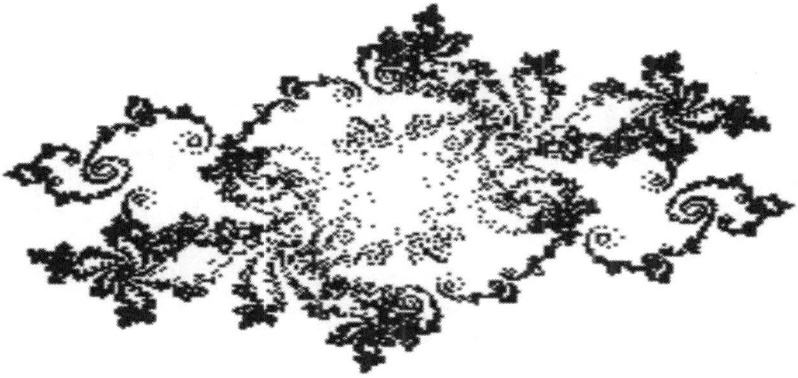

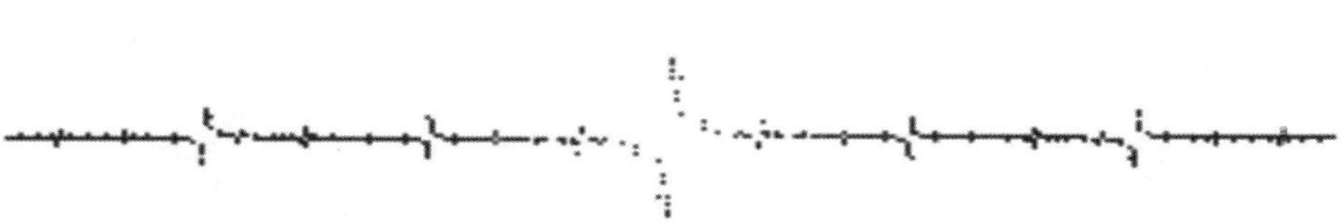

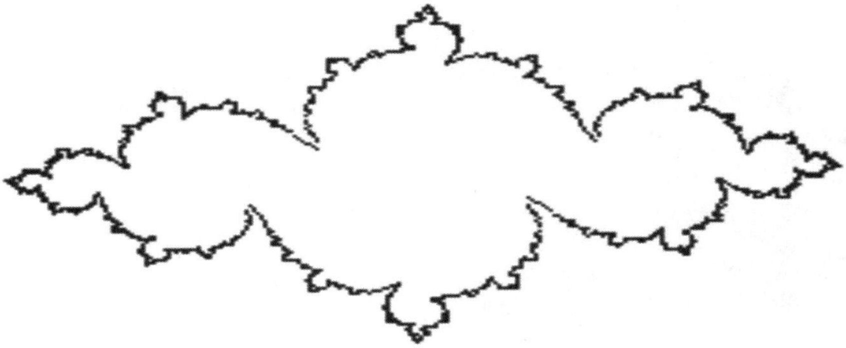

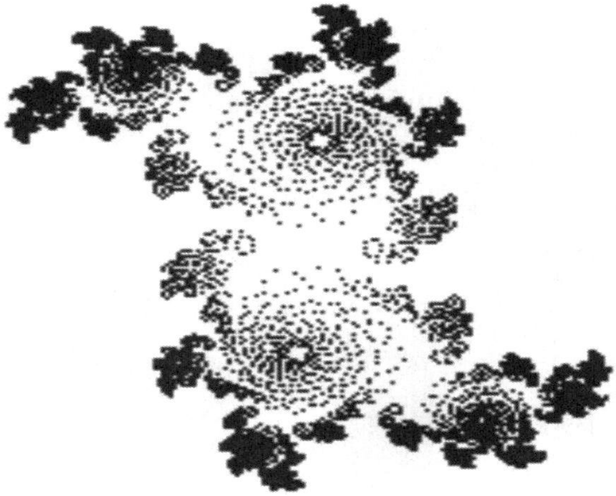

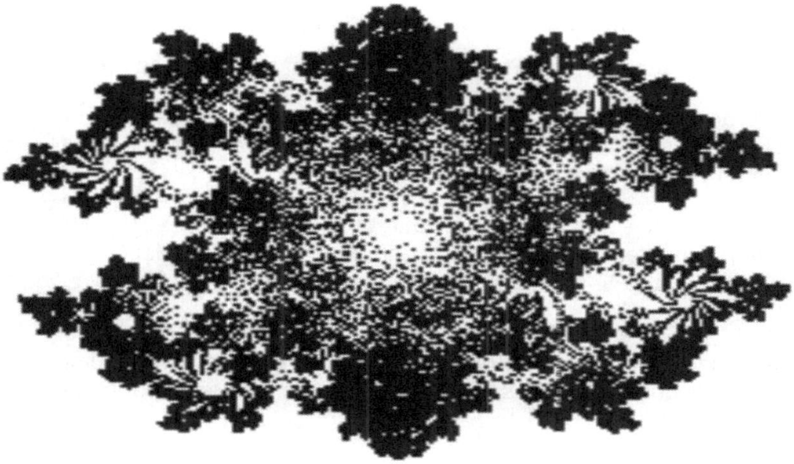

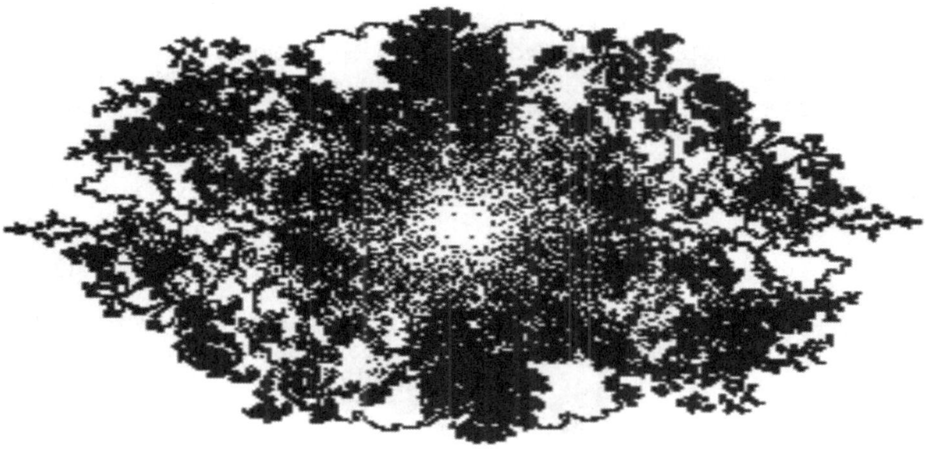

Neue Modelle, die Entwicklung beschreiben:

Die fraktale Geometrie kann Entwicklungen unabhängig von Ursache und Wirkung beschreiben, indem sie die Muster der Entwicklung isoliert und daraus die Folgeentwicklung konstruiert.

Mathematik ist das Hilfsmittel, die Fraktale zu finden, zu isolieren und zu beschreiben!

Denken Sie zurück an die Geburt. Auch hier liegen Muster vor. Wenn Sie ein Menschenleben betrachten, so wie dies der homöopathische Arzt in der Anamnese tut, wird er auf immer wiederkehrende Muster treffen:

Hinter einer langsamen, schmerzhaften Geburt können zwei wesentliche Muster stecken. Zum einen kann der Übergang in den anderen Zustand aus der Urgeborgenheit heraus eine Urangst auslösen, die alles weitere blockiert und eine gegenläufige Richtung anstößt.

Zum anderen kann es sich um ein Problem mit Übergängen an sich handeln. Für einen eher linearen Menschen wird jeder sprunghafte Übergang zu einem unangenehmen Ereignis, das er vermeidet.

Diese beiden grundlegenden Muster können Sie bei weiterer Betrachtung der Lebenskurve in vielerlei Variationen finden.

Im ersten Fall handelt es sich um die Entwicklung, die dem homöopathischen Mittel Calcium carbonicum, dem Austernschalenkalk, entspricht. Hier kann Entwicklung nur in einem behüteten Umfeld ablaufen. Als Symbol hierfür ist in einem späteren Kapitel das homöopathische Ei besprochen.

Der zweite Fall handelt von der Entwicklung, die durch das Mittel Natrium muriaticum dargestellt wird. Natrium muriaticum, dem Steinsalz, entspricht im Idealfall eine völlig glatte Lebenskurve. Dies ist unter natürlichen oder biologischen Bedingungen nur in seltenen Fällen möglich. Jedes Abweichen von seiner graden Linie birgt hier die Gefahr, dass die Entwicklung ganz zum Erliegen kommt. So kann eine leidvolle Erfahrung, wie die des Todes eines Angehörigen, nicht verarbeitet werden und führt zu dauerhaften Beschwerden.

Dass sich hinter Menschen Ähnlichkeitsmuster / Fraktale verbergen, ist vielen von Ihnen bewusst.

Wie wüssten Sie denn sonst, wie Ihr Partner in einer bestimmten Situation reagiert?

Sie wissen genau, in welcher Situation Ihr Partner in Ruhe gelassen werden will, oder was seine Schwachpunkte sind, oder wie man ihn aus der Reserve locken oder reizen kann.

Aber wie können Fraktale bei Menschen isoliert werden?

Hahnemann hat dafür eine genial einfache Lösung gefunden:

Hahnemanns Arzneimittelversuch

Hahnemanns Arzneimittelversuch: Ein genialer Trick ohne Mathematik Fraktale darzustellen

Bei einem Arzneimittelversuch wird gesunden Probanden (Menschen) ein homöopathisches Arzneimittel verabreicht. Dieses Arzneimittel wird in der Regel in der Potenzierung C30 also einer Verdünnung von 1/100 hoch 30 (1/1 mit 60 Nullen) gegeben.

Als Folge der Gabe tritt eine mehr oder weniger starke Arzneimittelreaktion auf. Die Arzneimittelreaktion hängt von der Affinität des Arzneimittels zum Probanden ab.

Die Arzneimittelreaktion zeigt sich in Symptomen, die sowohl psychischer als auch körperlicher Natur sein können. Alle bei solch einem Versuch gewonnen Symptome werden in einer Materia medica zusammengetragen. Sie beschreiben die potenziellen (möglichen) Wirkungen einer homöopathischen Arznei.

Die effektive Potenz (nach Hahnemann frei zitiert „Kraftentfaltung" oder dynamisierende Kraft) hängt später von der Höhe der Potenz ab.

Arzneimittelversuch

Der Arzneimittelversuch erzeugt unendlich viele Symptombilder als „Echo eines Fraktals" (Arzneimittels).

Das Arzneimittelbild wird durch die Symptomenbilder annäherungsweise definiert.

Lassen Sie uns den vorangegangenen Gedanken erneut aufgreifen:

Ein Arzneimittel regt also einen Menschen zu einer Reaktion an. Die Reaktion produziert durch diesen Menschen Muster dieses Mittels.

Als Echo eines Fraktals entstehen unendlich viele Bilder. Aus **fast** unendlich vielen Symptomen setzt sich ein Arzneimittelbild zusammen.

Fraktal ist das Arzneimittelbild. Das Arzneimittelbild wird durch die Symptomenbilder annäherungsweise definiert.

Die Homöopathie nimmt hier also gerade den entgegen gesetzten Weg der fraktalen Geometrie! Sie kennt die Fraktale und sammelt Bilder der Fraktale, um später über diese Bilder die zugrunde liegenden Fraktale erneut zuordnen zu können.

Symptome

Symptome sind Ausprägungen eines oder mehrerer Fraktale / Arzneimittelbilder, die der Entwicklung eines Menschen zugrunde liegen.

Denken Sie nochmals an die Geburt, den Beginn des Lebensweges oder Ausgangspunkt für den Prozess. Schon hier zeigen sich viele Muster der Entwicklung. Bei jedem Entwicklungsschritt treten neue auf.

Muster der Entwicklung müssen keineswegs immer etwas mit Krankheit zu tun haben. Wer Kinder aufzieht, weiß dies.

Ereignisse können eine prägende Wirkung haben. Denken sie an eine gut bestandene Prüfung oder eine verschmähte Liebe.

Entscheidend ist, dass diese Ereignisse auf dem Lebensweg nicht zusammenhanglos liegen! Sie sind immer Ausprägung **EINES** Menschen, Ausprägung **EINES** oder **MEHRERER** Fraktale als Grundlinie der Entwicklung dieses Menschen.

Kennen sie dieses Grundmuster, so wissen sie, wie sich dieser Mensch in einer gegebenen Situation entwickeln wird, im positiven wie im negativen.

Kennen sie dieses Grundmuster, dann können sie, falls die optimale Richtung der Entwicklung krankhaft verbaut ist, dieses Mittel potenziert geben, und werden über die Wirkung an diesem Menschen staunen.

Anamnese

Die Anamnese hilft das Fraktal hinter den Symptomen zu finden und zeigt den Zusammenhang des Einzelsymptoms zum Lebensweg.

In einer Anamnese werden Daten eines Lebens aneinander gereiht. Vergleichen sie das Leben mit dem Verlauf einer Küste, vielleicht der Küste der Bretagne. Es gibt Höhen und Tiefen, glatte Verläufe und eher gewundene Abschnitte. Wie bei einem Küstenabschnitt steckt hinter einem Lebenslauf ein und vielleicht auch mehrere Muster. In einer Anamnese werden prägnante Abschnitte gesucht, in denen sich wesentliche Merkmale und Äußerungen eines Menschen zeigen.

Hierzu gibt es im §153 des Organon der Heilkunst eine präzise Anleitung:

Um „eine, dem heilenden Übel in Ähnlichkeit entsprechende Kunstkrankheits-Potenz zu finden, sind die **auffallendern, sonderlichen,** *ungewöhnlichen* und **eigenheitlichen** (charakteristischen) Zeichen und Symptome des Krankheitsfalles, *besonders* und fast einzig fest in´s Auge zu fassen."

Was sollen sie als moderner Mensch darunter verstehen?

Das „sonderliche“ Symptom

Das sonderliche Symptomsteht im direkten Zusammenhang mit dem Fraktal, das die Lebensentwicklung verursacht.

Lassen Sie uns ein modernes Computerspiel betrachten, um dies verständlicher zu machen. Hier lässt sich mit Hilfe weniger Fraktale eine spannende Waldlandschaft simulieren.

Die einzelnen Bäume mögen noch so unterschiedlich aussehen, dennoch sind sie durch ein Fraktal hervorgebracht. Unterschiedliche Fraktale können Wälder hervorbringen, die sich gleichen können. Als Beispiel könnten Sie sich Eichenwälder unterschiedlicher Eichensorten vorstellen. Von Außen und aus der Ferne mögen sie gleich erscheinen. Erst wenn Sie einzelne Blätter und Früchte betrachten, wird ihnen der Unterschied klar.

Ein Detail erklärt das **ganze** Bild. Das Baumuster eines Blattes weist den Weg zum Fraktal.

In einer Anamnese liefern sonderliche und „eigentümliche“ Symptome einen starken Hinweis auf das auf das einer Entwicklung zugrunde liegende Fraktal = Arzneimittelbild. Finden Sie solch ein „Goldkörnchen“, so werfen sie Licht auf das *Bild* und die Entwicklung eines **ganzen** Menschen.

Entwicklung und Heilung

In dieser Einführung möchte der Autor nicht darüber sprechen, welche Krankheiten mit Homöopathie heilbar sind! Dennoch soll an einer Reihe von Beispielen Homöopathie demonstriert werden:

Entzündliche Darmerkrankungen wie Colitis ulzerosa und Morbus Crohn sprechen erstaunlich gut auf Homöopathie an.

Hier liegt die Ursache häufig auf der psychischen Seite, die Wirkung auf der körperlichen. Unsere herkömmliche Medizin hat bislang noch kein Modell geschaffen, die Vernetzung zwischen diesen beiden Aspekten der Ganzheit Mensch herzustellen.

Des einen Schwäche ist des anderen Stärke.

Homöopathie stellt, wie oben schon erwähnt, die Entwicklung dar, die zu den betreffenden Erkrankungen führte.

Sie klärt die Potenz (Möglichkeit) der Entwicklung dahinter.

Nach der Gabe der geeignet hohen „Potenz“ wird sich diese „Potenz“ in einer anderen Form entwickeln.

Dadurch kommt es zu Veränderungen im Ganzen.

In der Situation des Betroffenen und in seiner Umgebung.

Liegt das gesundheitliche Problem, wie bei einer Darmentzündung, vor allem auf der körperlichen Seite, so wird nach der homöopathischen Therapie auch eine Veränderung auf der psychischen Seite zu finden sein.

Versuch einer Systematik von Entwicklungen der „Lebenskurve"

Dynamik	Potenzielle Störung	Ersatzentwicklung
Retardiert, verzögert	Hindernisse verursachen Stau der Entwicklung	Warzen als Entwicklung en miniature anstatt Entwicklung im Ganzen (Calcium carbonicum)
Gleichmäßig, linear	Ein kleines Hindernis kann die Entwicklung unterbrechen	Aussteigen aus einer Entwicklung (Natrium muriaticum, Sulphur)
Akzeleriert, beschleunigt	Überfliegen von Entwicklungsetappen Leistungsdruck	Unvollständige Entwicklung, Lese- und Lernstörungen, Verdrehen von Buchstaben (Lycopodium)

Einige Gedanken zur Wirkweise der Homöopathie

In den vorangegangenen Abschnitten haben wir uns mit den Hintergründen der Entwicklung befasst.

Sie erinnern sich an James Tyler Kent, der durch ein persönliches Ereignis zu einer treibenden Kraft der Homöopathie wurde. Dieses persönliche Ereignis war der Stein des Anstoßes.

Denken Sie an Situationen aus dem täglichen Leben. Beispielsweise eine Ehekrise: Beide Seiten suchen hier häufig nach einem Grund. Den Grund können Sie wohl nicht benennen, aber die Situation, in der der Streit begann.

Der Konflikt bestand vorher schon unterschwellig, um offen auszubrechen, brauchte es nur eines kleinen Anlasses.

Ähnlich verhält es sich bei Menschen, die an Erkältungskrankheiten zu bestimmten Jahreszeiten leiden. Obwohl sie alle Risikofaktoren ausschalten, kommen sie doch jedes Jahr zu ihrem Infekt.

Die Dosis steht in *keinem* Verhältnis zur Wirkung

Sie geben mir sicherlich recht: Jeder noch so geringe Anlass kann große Wirkungen nach sich ziehen.

Das Ursache-Wirkungs-Prinzip gilt hier eben nicht.

An diesem Punkt lassen Sie uns erneut zur Chaostheorie zurückkehren. Sie alle haben schon von dem Flügelschlag eines Schmetterlings auf der anderen Seite der Erdhälfte gehört und sich kaum vorstellen können, welch unglaubliche Wirkungen davon ausgingen!

Homöopathie stößt Entwicklungen an

Homöopathie stößt in einem elementaren Bereich Entwicklung an.

Durch die „potenzierte“ Gabe kommt es zur „exponentiellen“ Wirkung.

Vergleichen Sie hier bitte Entwicklungsmuster aus der Chaostheorie.

Der Flügelschlag eines Schmetterlings kann rein rechnerisch, gravierende Veränderungen auf der anderen Seite des Globus nach sich ziehen – muss es aber keineswegs.

Greifen homöopathischen Potenzen an einem neuralgischen Punkt an, so lösen sie eine Entwicklung aus, die spezifisch für den Prozess ist, der durch das Arzneimittelbild / Fraktal bestimmt wird.

1.2 Potenz und Potenzierung

Gedanken zur Arzneimittelwirkung

Was wären die zuvor angerissenen Grundlagen der Homöopathie, ohne dass auf die Wirkweise der homöopathischen Arznei eingegangen würde?

Gerade hier scheiden sich die Geister. Eine Wirkung ohne Chemie ist für viele nicht vorstellbar! Das vorige Kapitel stellte einen Versuch dar, die Entwicklung unabhängig von unserer Vorstellung von Ursache und Wirkung darzustellen.

Es wurde versucht darzustellen, dass eine Entwicklung eine ihr eigene Dynamik hat. Stockte diese Dynamik, so bräuchte es nur noch einen Anstoß, ein Anklopfen, damit sie sich entfalten könnte.

Unser konventionelles Denken ist geprägt von der Makro-Physik (Teilchenphysik, wie sie von Isaac Newton entworfen wurde).In diesem Denken steht der Anstoß in direkten Verhältnis zur Wirkung. Ein kleiner Anstoß kann nur eine geringe Wirkung erzeugen. Eine große Wirkung folgt einem großen Anstoß.

Tatsächlich folgen die Regeln der Natur anderen Gesetzen. Edward Lorenz stieß durch einen Zufall auf bestimmte Gesetzmäßigkeiten in chaotischen Systemen. Bei einer Wettersimulation verursachte ein minimaler Fehler eine extrem große Veränderung des Endergebnisses.

Beginn der Chaosforschung

Edward Lorenz 1963 (Massachusetts Institute of Technology, MIT):

Bei der Simulation von Wettersituationen ergab eine Abweichung hinter dem Komma eine riesige Änderung des Ergebnisses.

Bei der Betrachtung von chaotischen Systemen gilt der klassische oben erwähnte Bezug von Ursache und Wirkung nicht. Kaum messbare Ursachen können praktische unvorhersehbare Folgen nach sich ziehen.

Kernaussage der Chaosforschung:

Ein kaum messbarer Fehler in der Ausgangssituation kann extreme Veränderungen im Ergebnis oder in der Entwicklung nach sich ziehen.

Ausgangssituation

Die Ausgangssituation prägt.

Entscheidend ist, dass die Veränderung nahe der Ausgangssituation stattfindet. Können wir uns beim Menschen solch einen Kristallisationspunkt der Entwicklung vorstellen?

Wir kennen wunde Punkte, werden diese berührt, so geht jemand in die Luft!

Gibt es einen Bereich, der Entwicklung triggert? Einen Bereich, von dem aus sich alles und in allen Richtungen entwickelt?

Wenn Sie sich die befruchtete Eizelle vorstellen, dann mag solch eine Vorstellung möglich sein. Denken Sie bitte an die Stammzelle, die an sich quasi „omnipotent" ist und alle potenziellen Eigenschaften und Funktionen aus sich herausbilden kann.

Ehe wir voranschreiten, lassen sie uns einen weiteren Vers von Lao Tse ansehen

Homöopathie und Tao Te King

Vers Einundsiebzig

„Zu wissen, dass man nicht weiß, ist erhaben.

Nicht zu wissen, dass man weiß, ist krank.

Wenn jemand der Krankheit müde ist, ist er nicht krank.

Die Weisen sind nicht krank, sie sind der Krankheit müde.

Daher sind sie nicht krank."

Eine mögliche Interpretation findet sich im folgenden Abschnitt!

Das Wissen um Un-Bewusstes ist erhaben.

Das Nicht-Bewusst-Sein um Un-Bewusstes bedeutet Krankheit

Krankheit verschwindet durch Bewusstwerden von Un-bewussten Inhalten

Schon vor 2000 Jahren wird hier von Un-Bewusstem gesprochen. Wir könnten Unbewusst aber auch als Un-Bekannt bezeichnen. Gälte dies, dann hätten wir hier eine Definition von Krankheit und Gesundheit, die einerseits hochmodern andererseits über unseren heutigen Begriff hinausginge.

Kann Nicht-Bewußtes bewusst werden?

In diesem Text wird Gesundheit an den Begriff der Information als ein Pseudonym von Wissen herangeführt!

Versuchen Sie sich vorzustellen: das Nicht-Bewusstsein von Unbewussten!

Kann Nicht-Bewusstes bewusst werden?

Wie kommt man an die Information von Nicht-Bewussten heran?

Der Autor denkt, dass eine Möglichkeit das Sammeln fehlender Puzzlestücke sein könnte!

Kennen wir den Bauplan, das heißt das Fraktal, das hinter einer Entwicklung steckt, so bekommen wir einen starken Hinweis auf ein Bruchstück Information, das fehlt, oder das sich nicht ausgeprägt hat.

Das heißt, dass das Wissen um das Baumuster uns einen Schritt näher an das vermisste Stück Information bringt!

Kann Wissen (Information) heilen?

Aber wie soll dieses Wissen heil machen? Lao Tse führt hier an, dass der Weise der Krankheit müde sei, und deswegen gesund würde! Dies könnten wir in anderen Worten so ausdrücken, dass die innere Bereitschaft Voraussetzung für die Veränderung dieses Zustandes wäre. Innere Bereitschaft bringt die Möglichkeit der Veränderung.

Genau dies bewirkt ein homöopathisches Kügelchen!

Es dynamisiert, wir könnten auch sagen: steigert die Bereitschaft, indem es einen eher fixierten Prozess oder Zustand anstößt....

....und mit dem „Missing piece of Information“ konfrontiert.

Ist der Träger dieser „Information“ entscheidend?

Die oben aufgeführten Fragen sollen dem Leser weitere Denkanstöße geben. Sie sollen verdeutlichen, dass hier keine fertige Lösung angeboten wird, im Gegenteil.

Ein Beispiel aus der Erziehung

Viele Leser haben Kinder und wissen um die Problematik der Erziehung. Sie sehen, wie manche Eltern die gleichen Dinge immer wiederholen, ohne eine "nachhaltige" Wirkung zu erzielen.

Andere müssen etwas nur einmal sagen und bemerken eine sofortige - mitunter dauerhafte - Wirkung.

Bei der Potenzierung ist dies ähnlich. Eine hohe Potenz bedeutet ebenfalls hoher NACHDRUCK! Diese Information bewegt, da sie eindrücklich, deutlich und unmissverständlich ist!

Ist die Potenz genügend hoch, so muss sie auch nicht wiederholt werden!

Lassen Sie uns daher einige Gedanken zur Potenzierung machen!

Schritte der Potenzierung

- **Einbringen in ein Medium**
- **Schütteln in diesem Medium**

Es entsteht die 1. Potenz

- **Herausnehmen eines Anteils aus diesem Medium**
- **Einbringen in ein neues Medium**
- **Schütteln in diesem Medium**

Es entsteht die 2. Potenz

- **Herausnehmen eines Anteils**
- **Einbringen in ein Medium**
- **Schütteln in diesem Medium**

Es entsteht die 3. Potenz.

Die Potenzierung besteht aus mindestens 3 Schritten!

Diese Schritte werden mehrere Male wiederholt. Bei der Potenzierung D 4 beispielsweise vier Mal: Das heißt viermal wird ein Teil in neun Teile Medium eingebracht. Die Verdünnung im Verhältnis zur Ausgangssubstanz (Urtinktur) entspricht 1/10.000!

D 4

Bei der Potenzierung D 4 ist nur noch ein Zehntausendstel der Ausgangssubstanz enthalten.

Spinnen wir diesen Gedanken weiter. Der Autor behandelt, wie Hahnemann selbst, mit Centesimal-Potenzen.

Bei der Potenzierung C4 wird 4 mal 1 Teil in 99 Teile Lösungsmedium eingebracht. Die Verdünnung entspricht 1/100 000 000!

C 4

Bei der Potenzierung C 4 ist nur noch ein Hundertmillionstel der Ausgangssubstanz enthalten!

Dennoch wirkt diese Potenz mindestes so stark wie D4!

Dennoch wirkt C4 mindestens so stark wie D4!

Hier haben Sie es erneut mit einem Paradoxon zu tun! Wollten Sie annehmen, die Wirkung sei an die Menge der enthaltenen Substanz geknüpft, so kämen sie nicht weiter! Dazu lassen Sie uns die Potenzierungsschritte im Einzelnen betrachten!

Die drei Schritte der Potenzierung

1. Schritt:

„Einbringen" und „Auflösen"

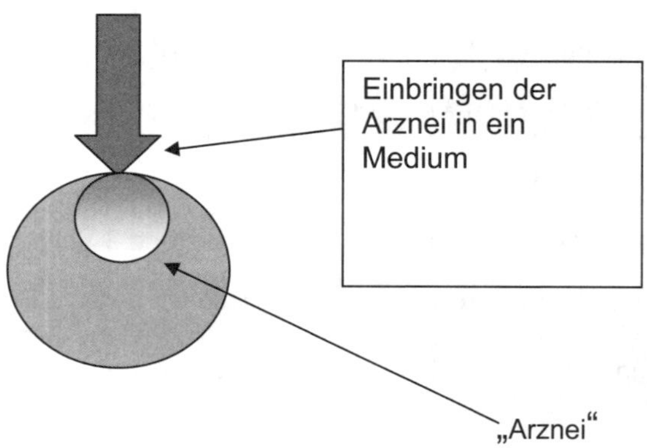

Sie erinnern sich. Im vorigen Kapitel setzte der Autor homöopathische Arzneimittel Fraktalen gleich. Fraktale wurden als Bausteine definiert, die hinter Entwicklungen stehen und im Beispiel der Homöopathie Arzneimittelbilder hervorbringen können!

Arzneimittelbilder werden vor allem von der potenzierten Arznei hervorgebracht. In der Materia medica findet sich jedoch auch eine Fülle von Vergiftungssymptomen. Schlagen Sie hierzu bitte bei M.L. Tyler nach.

2. Schritt:

Schütteln und Potenzieren

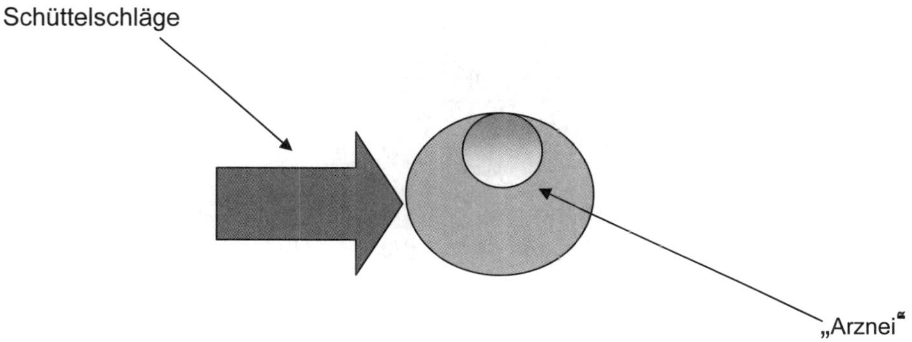

Betrachten wir also den Vorgang der Potenzierung ganz genau:

Eine Substanz ist in ein neutrales Lösungsmittel eingebracht worden. Danach wird die Lösung einem physikalischen Prozess unterworfen.

Schüttelschläge „dynamisieren“. Dies ist übrigens der originale Ausdruck Hahnemanns im Organon und in den chronischen Krankheiten. Die „Dynamisierung“ überträgt Potenz auf das übrige Lösungsmittel / Medium!

Daher nennt Hahnemann seine Arzneimittel auch „Kraftentwicklungspräparate“.

Potenzierung

Durch die Potenzierung in Form von Schüttelschlägen wird Potenz auf das Lösungsmedium übertragen.

Die zunehmende Potenzierung entfernt einerseits den materiellen Anteil der Arznei aus dem (Lösungs-) Medium. Gleichzeitig wird die Wirkung der Arznei im (Lösungs-) Medium verstärkt = potenziert.

Potenzierung bedeutet die reine Wirkung eines isolierten Fraktals.

3. Schritt:

Übertragen der potentiellen Wirkung des Arzneimittels auf das Lösungsmittel

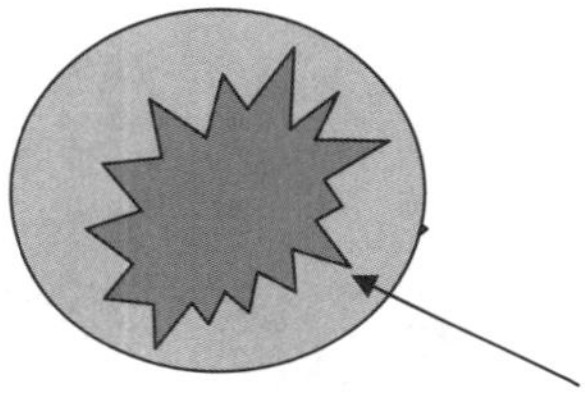

Die Potenzierung verleiht also einer gestaltenden Kraft im Arzneimittel Ausdruck.

- **Diesen Vorgang nennt Hahnemann Dynamisieren.**
- **Dabei wird das Fraktal von seinem ursprünglichen Träger getrennt.**
- **Dadurch wird eine „reine" Arzneimittelwirkung in einem anderen Kontext möglich.**

Die Potenzierung und Dynamisierung lassen die gestaltende und wirkende Potenz einer Arznei mit ihrem zugrunde liegenden Fraktal auf den Menschen übertragen.

Ist dieser Vorgang beendet, kann mit dem ersten Schritt der nächsten Potenzierung begonnen werden.

Kann es eine Wirkung unabhängig von Substanz geben?

Bei der Potenzierung wechselt die potenzielle Wirkung das Medium! Sie bleibt weiter an Substanz gebunden.

Neuere Untersuchung der Eigenschaften von Wasser nach Einwirkung von potenzierten Substanzen zeigen eindrucksvoll, wie sich Strukturen des potenzierten Mediums ändern können.

Es stellt sich aber die Frage, ob diese Strukturen die Wirkung anzeigen oder die Wirkung transportieren?

Wirkung und Höhe der Potenz

Die zunehmende Potenzierung stellt die Eigenschaften des zugrunde liegenden Arzneimittels / Fraktals zunehmend deutlicher und schärfer dar.

Dies zeigt, dass sich nach der Gabe hoher Potenzen, die nahe einer Ausgangssituation wirken, Veränderungen über Jahre ereignen können.

Die zunehmende Schärfe setzt eine hohe Treffgenauigkeit voraus. Bei fehlerhafter Gabe kann es zu lang anhaltenden unangenehmen „schiefen“ Wirkungen kommen. (Originalton Hahnemann zitiert aus den chronischen Krankheiten).

Eigenschaften hoher Potenzen:

Das zugrunde liegende Fraktal wird sehr scharf abgebildet.

Die Wirkung kann tief und heftig anstoßend sein.

Eigenschaften tiefer Potenzen:

Das zugrunde liegende Fraktal wird unscharf abgebildet.

Die Wirkung ist oberflächlich / lokal.

Gedanken zur Wirkung von Potenz

Potenz bedeutet eine verstärkte (potenzierte) Fähigkeit (Potenz) Entwicklung anzustoßen.

Die daran anschließende Art der Entwicklung ist hoch spezifisch an ein Muster der Entwicklung (Fraktal oder Arzneimittelbild) gebunden.

Das Anklopfen intensiviert die Ausprägung.

Denken Sie daran, dass eine Saite in einem Klavier umso besser in Resonanz mitschwingt, je genauer ihre Tonhöhe getroffen ist. Andererseits wird diese Saite auch schwingen, wenn Obertöne getroffen sind, da sich von einem Ton ausgehend ein ganzes Reich der Töne erschließen lässt.

Dieses Phänomen mag erklären, dass verwandte und auch gegensätzliche Mittel eine den Heilungsprozess anstoßende Wirkung haben können. Der Verlauf zeigt, wie gut das Mittel gewählt war. Ein falsches Mittel kann heftig wirken, ohne viel zu bewirken. Dies erklärt die Abneigung vieler Patienten gegen hohe Potenzen, da hier über Monate „Schieflagen“ entstehen können, ohne dass es am Ende zu einer deutlichen Besserung kommt.

Verstehen Sie die Verwandtschaft der Mittel untereinander, so lassen sich aus „schlechten“ Erfahrungen wertvolle Erkenntnisse ableiten.

Der Autor bezieht viele Bilder aus der Natur. Ein anschauliches Bild zur Wirkung von Homöopathie soll den Abschluss dieses Kapitels bringen:

Wirkung und Gestalt

Gestalt und Wirkung

Eine Welle hat ihre Gestalt und wirkt gestaltend.

- **Liegt sie in einem Medium,wirkt sie über dieses und in diesem.**
- **Verändert sich das Medium, verändert sich die Welle.**
- **Tritt sie von einem Medium in ein anderes, wird sie gebrochen.**

(Einige Grundsätze der Wellenmechanik.)

Hierzu stellen Sie sich bitte einen Gebirgsbach vor. Wenn Sie den Wasserlauf betrachten, werden Sie feststellen, dass neben der reinen Bewegung des Wassers auch Ufer und Bett in ständiger Bewegung (wir können sagen im Prozess) sind.

Betrachten Sie die Steine, wie sie glatt geschliffen werden.

Betrachten Sie bitte auch die äußere Gestalt, die sich über die Jahre herausgebildet hat.

Vergleichen Sie die Wirkung von Eingriffen an Menschen. Eine Angina verschwindet nach dem chemischen Einsatz von Antibiotika. Wie häufig aber stellt sich der vorangegangene Zustand wieder ein? Dieser Zustand ist ein Bild mit einer Reihe von typischen, der Autor möchte fast sagen, typisierenden Eigenschaften. Dieses Bild nennen viele Homöopathen Konstitution.

Konstitution

Die Konstitution ist ein bildhafter Zusammenhang von Einzelsymptomen.

Der Begriff Konstitution ist sehr anschaulich, da er den naturgegebenen Zusammenhang vereinfacht. Eine prozesshafte oder systemische Darstellung von Zusammenhängen ist mit diesem Begriff nicht möglich.

Stellen Sie sich erneut den Bach vor. Ob sie nun das Flussbett ausbaggern oder Brücken bauen, durch ein Unwetter wird denr Bach zu einem Sturzbach. Am Ende steht seine „eigentliche" Form.

Mit ihrem jetzigen Wissen könnten sie auch sagen, er **ähnelte dann am meisten sich selbst**, also den Fraktalen, die das Charakteristische seines Laufs hervorgebracht haben. In der nächsten Darstellung sind sie diese Gedanken auf die Wirkungsweise von homöopathischen Potenzen übetragen worden:

Eine hohe Potenz prägt die äußere Gestalt des Systems. Das System wird **sich selbst ähnlicher**, es findet eine ideale Ausprägung. Der Fluß findet nach einer Überschwemmung sein altes Flussbett wieder. Äußere Eingriffe wie Begradigungen werden weggewischt. Gerade hohe Potenzen haben daher lang anhaltende heilende Wirkungen, vorausgesetzt sie sind dem System (Menschen) **selbstähnlich**.

Wirkungsweise der Potenzen:„Steine in einem Fluss“

Unmittelbare Prägung der Form Ein Stein ist gebrochen. Es haben sich scharfe Kanten gebildet. Diese Kanten werden über einen längeren Zeitraum abgeschliffen. Er bekommt dadurch ein rundes geschliffenes Aussehen. Bitte vergleichen Sie die fast kugelförmigen Steine aus den Gletschern der Eiszeit.	Tiefpotenz C 4 bis C 12	Stete konstante Wiederholung. (Vergleiche: Steter Tropfen höhlt den Stein.)
Prägung der Formation, Anordnung Im Flussbett ist ständige Bewegung. Die Strömung ordnet ununterbrochen die Lage und Anordnung der Steine neu. Ein Staudamm, den Kinder in Gebirgsbächen gerne bauen, verändert die Gestalt des Baches an sich.	Beginnende Hochpotenz C12 bis C200	Wiederholung, wenn die neue „Anordnung“ instabil ist.
Prägung des Systems, der äußeren Gestalt „Fluss“ Ein Fluss ist begradigt worden. In Überschwemmungszeiten sucht sich der Fluss das alte Flussbett und macht die Begradigung rückgängig.	Hochpotenz C 1000 bis C 100 000	Strikte Einmalgabe. Wiederholung nur bei nachlassender Wirkung.

Wirkungsweise der Potenzen: Beispiel Sinusitis

Polypen verursachen eine chronisch verstopfte Nase.	Tiefpotenz C 4 bis C 12	Stete konstante Wiederholung
„abschleifen“	Calc. C4	**3-6 mal** 1 Glo.
Sinusitis, die sich immer nach anfänglichem Schnupfen bildet.	Beginnende Hochpotenz C12 bis C200	**1 mal 1**, Wiederholung, wenn die neue „Anordnung“ instabil ist.
„Umlenken“	Nat-m C 30	**1 mal 1**, Wiederholung in Wasser bei der nächsten Verschlechterung.
Abgekapselte Sinusitis	Hochpotenz C 1000 bis C 100 000	**Strikte Einmalgabe**. Wiederholung nur bei Wirkungslosigkeit.
„Neu ordnen“	Kali-c 1000	1 mal 1

Wirkungsweise der Potenzen: Beispiel Tumor

Tumor ist Teil des Systems.	Tiefpotenz Q 3 aufwärts	Stete konstante Wiederholung.
„abschleifen“	Ars Q 3	täglich
Tumor bildet ein neues System.	Tiefpotenz Q 3 aufwärts	Stete konstante Wiederholung.
„den Tumor lokal gezielt angreifen“.	Cadm-acet. Q 3	täglich
Tumor bildet ein neues System	Hochpotenz C 1000 bis C 100 000	Strikte Einmalgabe. Wiederholung nur bei nachlassender Wirkung.
„das System über seine Grenzen hinaus neu ordnen“	Ars C 10 000 und noch höher	1x1

1.3 Entwicklungsorientierte klassische Homöopathie

In den vorangegangenen Kapiteln sind Gesetzmäßigkeiten der Homöopathie in modernen Wissenschaften wieder entdeckt worden. Das folgende Kapitel soll einen Brückenschlag zurück zu den Gedanken Hahnemanns bewirken. Es soll neue Ansätze in alte Denkweisen übertragen.

Homöopathie und Entwicklung

- **Homöopathie beschreibt Entwicklungen**
- **Homöopathie erklärt Entwicklung**
- **Homöopathie beeinflusst Entwicklungen**

Diese drei Aussagen soll im folgenden kurz erläutert werden:

- Entwicklung ist etwas Dynamisches.
- Ohne Entwicklung sind Fort-Schreiten und Fort-Schritt nicht möglich.
- Entwicklung ist der Motor der Evolution.
- Entwicklung steht für Leben.
- Ohne Entwicklung gibt es kein Leben.

Natürlich haben viele nicht-biologische Systeme auch eine Entwicklung. Wir hatten zuvor das Wetter erwähnt. Denken Sie auch an die Entwicklung von geologischen Phänomenen auf unserer Erde oder die Entwicklung unseres Sternensystems.

Entwicklung der Homöopathie

Hahnemanns Hauptwerke:

Das Organon der Heilkunst in insgesamt 6 Auflagen

Die Chronischen Krankheiten in insgesamt 2 Auflagen

(Anmerkung des Verfassers: Das Organon ist das Hauptwerk Hahnemanns. Es stellt eine systematische Anleitung zur Homöopathie dar. „Die chronischen Krankheiten“ stellen ein späteres Hauptwerk Hahnemanns dar.)

Auch eine Heilmethode steht in der Entwicklung. Nach anfänglichen Experimenten und einem ersten Durchbruch mit der Scharlacharznei verfasste Hahnemann sein erstes großes Werk, das Organon der Heilkunst. Im Organon der Heilkunst beschreibt Hahnemann eine für die damalige Zeit neue Methode, Kranke zu heilen:

Die Homöopathie im Organon der Heilkunst

> **„similia similibus curentur":**
>
> **Gleiches wird mit Gleichem geheilt.**

Grundlage des Organon sind mehrere Erkenntnisse Hahnemanns:

Eine speziell verdünnte und physikalisch behandelte Arznei (Pflanze, Stein, chemischer Stoff) entwickelt bei der Gabe die gleichen oder sogar weitere und länger anhaltende Wirkungen als die unverdünnte Ausgangs-Substanz.

Werden so hergestellte Arzneien gesunden Personen gegeben, lassen sich Wirkungen erzielen, die einen unmittelbaren Zusammenhang mit der gegebenen Arznei haben.

Auf diese Art und Weise lassen sich Wirkprofile von Arzneimitteln herstellen.

Symptomen-Profile von Kranken lassen die Zuordnung von genau einem Mittel zu.

Entspricht das Symptomen-Profil des Kranken dem Wirkprofil der Arznei, vermag die potenzierte Arznei (Kraft der Potenz)die Krankheit auszulöschen.

Hahnemann hatte für die damalige Zeit eine avantgardistische Denkweise, die inhaltlich Teile der späteren wissenschaftlichen Revolutionen intuitiv vorwegnahm. Er stellte die oben kurz zusammengefasste Theorie auf und baute darauf ein System und eine Systematik.

Dieses System ist im Organon der Heilkunst entwickelt und ständig verbessert worden.

Organon der Heilkunst

Im ersten Abschnitt des Organon der Heilkunst finden Sie eine Systematik der Krankheits-Zustände. Im zweiten wird die Wirkung und die Zubereitung von homöopathischen Arzneien beschrieben. Der dritte Abschnitt befasst sich mit der Heilung des Kranken. Er enthält detaillierte Handlungsanweisungen, die auch heute noch fast uneingeschränkt gültig sind.

Reine Arzneimittellehre

In der reinen Arzneimittellehre hat Hahnemann seine Versuche zu den Wirkungen der Arzneimittel zusammengefasst. Einzelne Symptomenreihen von homöopathischen Arzneien sind in einer Materia medica zusammengefasst.

Eine Theorie wird von ihrem Schöpfer widerlegt:

Obwohl sich dieses System gerade bei Behandlung von Seuchen rasch bewähren konnte und große Verbreitung und Anerkennung fand, so konnte es Hahnemann bei vielen Krankheiten nicht bestätigt sehen.

Die Art, wie sich Hahnemann selbstkritisch mit seinen eigenen erfolgreichen Theorien auseinandersetzt, zeigt Hahnemanns Größe als Forscher. In seiner Köthener Zeit, während sich in Leipzig Vereine bilden und das erste homöopathische Krankenhaus gebaut wird, zieht sich Hahnemann zurück und überprüft seine Theorien grundlegend.

Die Homöopathie in den „chronischen Krankheiten“

In den „chronischen Krankheiten“ wird der neue Begriff „Latenz“eingeführt.

Latenz

Latenz bedeutet nach Hahnemann später Ausbruch mit verdeckten Symptomen nach vorangegangenen Infekt.

Diese Überlegungen sind in den chronischen Krankheiten ausführlich dargestellt.

Die damalige „homöopathische“ Welt nahm Hahnemann diese Wende übel.

Bald danach verabschiedete sich Hahnemann mit seiner neuen jüngeren Frau Melanie nach Paris.

Was ist der Hauptunterschied zum Organon?

Zunächst einmal die Tatsache, dass sich allein anhand des Simile-Prinzips nur wenige Krankheiten dauerhaft heilen lassen. Hahnemann hat hier seine Ansprüche höher gesetzt als wir heutzutage.

Eine Angina wäre zum Beispiel dann geheilt, wenn sie nicht ein 2. Mal auftritt. Heilung entspricht hier wirklich heil machen, vollständiges dauerhaftes Tilgen der Krankheitssymptome.

Der Hauptunterschied zum Organon spiegelt sich in einem neuen Begriff wieder, der Latenz:

Latenz und Verdrängung

Latenz bedeutet nach Hahnemann: später Ausbruch mit verdeckten Symptomen nach vorangegangenen Infekt.

Hahnemann kommt bei diesem Modell seine theoretische und praktische Erfahrung mit Geschlechtskrankheiten zu Gute.

Hier hat er schon Jahre vorher Meinungen geäußert und veröffentlicht, die seiner Zeit weit voraus waren.

Verdrängung

Die lokale (örtliche) Behandlung eines Krankheitszustandes führt zur Verdrängung.

Verdrängung bedeutet erhöhte Potenz (Wahrscheinlichkeit) der Neuerkrankung bei unterdrückten örtlichen Symptomen.

Er hatte damals schon verstanden, dass ein Infekt schon zu Beginn den ganzen Menschen durchdrungen hat, obwohl nur ein Geschehen an der Haut festzustellen ist. Nach seiner Erkenntnis schafft die lokale Behandlung eine Verschlechterung im Ganzen. Diesen Vorgang nannte er Verdrängung.

Das Infektionsmodell

Wird die Psora („angesteckte" Hautkrankheit) verdrängt, so geht sie nach Innen (Innere Psora)

Hahnemann sah also sein erstes Simile-Modell nur teilweise bestätigt. Daneben fand er ein weiteres.

Bei dem Versuch, beide Modelle zu integrieren, kam es zum Bruch mit der sehr klaren Systematik des Organon.

Das neue Infektionsmodell geht von einer punktuellen Ansteckung auf der Haut aus, die unmittelbar den ganzen Menschen erfasst. Das klingt sehr modern.

Nach dem Infekt kommt es zu typischen Hautveränderungen. Sie stehen sozusagen stellvertretend für den Infekt. Hahnemann nennt sie Psora.

Wird die Psora (Hautkrankheit) verdrängt, so geht sie nach Innen (Innere Psora).

Innere Krankheiten sind mittelbare Folgen von Hauterscheinungen.

Die zugehörigen Arzneien bilden mit ihren Symptomen die Hauterscheinungen ab.

Kritische Betrachtung

Die Methode und Methodik der „chronischen Krankheiten Hahnemanns“ heilt chronische Krankheiten - nur steht sie im Widerspruch zum Organon.

Das Simile-Prinzip ist hier also außer Kraft gesetzt.

Ein chronisch Kranker, dessen Symptome eigentlich nach dem Mittel A rufen, bekommt dennoch das Mittel B, weil er früher einmal einen Hautausschlag hatte. Diese Vorgehensweise bringt Erfolg.

Gilt das Simile-Prinzip bei chronisch Kranken also nicht?

Weiterentwicklung

Eine Weiterentwicklung der Theorien Hahnemanns sollte beide Theorien und Modelle zusammenführen. Dazu muss auch über Bedeutung des Simile-Prinzips im Organon genau nachgedacht werden.

Hahnemanns Krankheitsmodell im Organon

Dazu lassen Sie uns das Organon anschauen.

Krankheit wird hier als Verstimmung der Dynamis definiert und ist eher ein statischer Begriff.

De facto ist jeder Zustand eines Menschen jedoch einem mehr oder weniger kontinuierlichen Wandel unterworfen.

Wandel bedeutet Entwicklung in der Zeit.

Der Begriff der Zeit wird aber erst in den chronischen Krankheiten eingeführt und zwar indirekt als **LATENZ**.

Latenz ist hier die symptom-freie Zeit.

Neue Definitionen und das Simile-Prinzip

Krankheit

Krankheit ist eine Entwicklung, die durch einen spezifischen Prozess gekennzeichnet ist. Der Prozess wird durch ein Arzneimittelbild / Fraktal geprägt.

Simile

Das Simile entspricht dem Fraktal (Arzneimittelbild), das hinter einer Entwicklung steht.

Um also chronische und akute Krankheiten mit der gleichen theoretischen Grundlage behandeln zu wollen, müssen wir das Simile-Prinzip neu fassen:

Dazu braucht es einige Begriffe:

Krankheit ist eine Entwicklung, die durch einen spezifischen Prozess gekennzeichnet ist. Der Prozess prägt sich in bestimmten Grundmustern aus. Obwohl die Entwicklung in die Zukunft chaotisch und damit zunächst nicht vorhersagbar ist, kann bei Kenntnis von bestimmten Grundmustern (Arzneimittelbild) ein Verhalten in der Zukunft vorausgesagt werden. Jemand, der zugempfindlich ist, wird bei Zugluft mit Halsschmerzen reagieren.

Das Arzneimittelbild kennzeichnet viele mögliche (potentielle) Entwicklungen, die ebenfalls durch einen Prozess gekennzeichnet sind.

Die Gabe der Arznei, die den spezifischen Prozess des Patienten abbildet, stößt diesen Prozess an. Darin drückt sich die Potenz der Arznei aus.

Dieser Prozess regt eine veränderte Entwicklung des Menschen an. Eine veränderte Entwicklung löscht alte Symptome aus und bringt neue hervor.

Entwicklungsorientierte klassische Homöopathie

Die Handlungsanleitungen Hahnemanns sind nicht historisch oder veraltet, sondern vor dem Hintergrund neuer Modelle aktueller denn je.

Die Entwicklungsorientierte Homöopathie versucht, auf der zuvor kurz dargestellten Grundlage, Hahnemanns Hauptwerke neu zu interpretieren:

Ihre Kernaussage ist:

Wenn die Theorien Hahnemanns modernisiert und kritisch betrachtet werden, erscheinen seine Aussagen klar und nachvollziehbar. Gerade die „chronischen Krankheiten“ können so neu bewertet und besser verstanden werden. Die Handlungsanleitungen Hahnemanns sind nicht historisch, sondern vor dem Hintergrund neuer Modelle aktueller denn je.

Das Infektionsmodell ist ein Behelfsmodell und muss vor dem Hintergrund aktueller Theorien neu gefasst werden.

Neue Modelle ergeben neue Möglichkeiten

Neue Modelle ermöglichen eine bessere Vorhersagbarkeit und Reliabilität und somit mehr Sicherheit in der Therapie.

Neue Modelle bieten die Chance, Homöopathie als Wissenschaft zu entwickeln.

Neue Modelle ermöglichen ein neues Lehrsystem.

Teil 2

Grundmuster der Entwicklung

Wie zuvor angesprochen, hat Hahnemann mit den chronischen Krankheiten und seiner Arzneimittellehre eine neue Systematik geschaffen.

Diese Systematik wird in der vernetzenden Materia medica neu dargestellt.

Neben dem zuvor entdeckten Simile-Prinzip entdeckte Hahnemann Grundmuster der Entwicklung. Diese Muster nannte er Miasmen.

2.1 Miasmen

Für die drei Grundmuster Psora, Syphilis und Sykosis führte Hahnemann ein Ansteckungsmodell ein.

Psora galt für ihn als Ansteckung mit Krätze. Sie spiegelte seine Erkenntnis wieder, dass vor allen chronischen, das heißt mit dem einfachen Simile-Prinzip nicht heilbaren Krankheiten, einmal ein Hautausschlag gewesen sein muss.

Diese Ansteckung kann für ihn bis zur Geburt zurückgehen. Mit dem Beginn der Ansteckung ist die „potentielle“, mögliche Krankheit in der Latenz.

Die Gabe einer homöopathischen „Potenz“ heilt diese potentielle, mögliche Entwicklung.

Die Neufassung des Simile-Modells und eine moderne Definition der Arzneimittel ermöglicht eine neue Miasmenlehre.

Psora, Sykosis, Syphilis

Der psorische Prozess wird ermöglicht durch die Abgrenzung eines Teils aus einem Ganzen.

Dazu braucht es eine Hülle.

Die Hülle umschließt und hält Anteile zusammen. Ohne Hülle gäbe es keine Individualität und auch kein Leben.

Die Hüllfunktion nennen wir Sykosis.

Sie ist tief mit der psorischen Funktion verknüpft, da erst sie sein Fortbestehen ermöglicht.

Die syphilitische Funktion ist ihr Gegenstück. Sie öffnet partiell, damit sich der psorische Prozess entwickeln kann.

Die drei großen Miasmen am Beispiel der Zellstruktur

Die 3 großen von Hahnemann entdeckten Miasmen entsprechen also den Grundfunktionen, die unser Leben darstellen und möglich machen:

Die Zelle als Grundbaustein des Lebens wird erst durch die Zellmembran möglich. Im Zellkern ist die Information für die Grundentwicklung (Psora) der Zelle gespeichert. Diese Information steuert die Entwicklung der Zelle. (Vergleichen Sie Calc., Lyc., Sulph.)

Sykosis

Sykosis stellt hier die stützende und ernährende Funktion dar. Die Aufstellung zu einem Zellverband, die Bildung von Häuten gehört ebenfalls dazu. Durch Sykosis wird der zugrunde liegende Prozess jedoch träge. (Vergleichen Sie Puls., Calc.)

Syphilis

Deswegen gibt es eine, ihm entgegen gerichtete Funktion, die syphilitische. Hier wird die Zellmembran an einigen Stellen gezielt durchlässig.

Diese Funktion dient der Fortpflanzung einerseits, andererseits dem Fortbestehen des Prozesses an sich. (Vergleichen Sie Aur.)

Carcinosinum Tuberculinum

Wir alle wissen um Gruppendynamik und Gruppenphänomene. Das Wissen um homöopathische Mittel lässt uns erahnen, wie sich ein Individuum in der Gruppe verhält. Lycopodium als eher ängstliches Mittel wird in der Gruppe stark. Allein ist es ein Feigling, umgeben von Freunden wird es zur Führungspersönlichkeit.

Das heißt:

Die Interaktion in einer Gruppe / System führt zu unterschiedlicher Ausprägung von Miasmen: Diese Fähigkeit oder Ausprägung zur Gruppendynamik kennzeichnet den individuellen Prozess.

Sie wird durch das carcinosinisch-tuberculinische Begriffspaar dargestellt.

Carcinosinum - Tuberculinum auf der Zellebene

Dieser Zusammenhang lässt sich sehr gut auf die zelluläre Ebene übertragen:

Eine Zelle kann ihre Eigenschaften ändern, wenn sie von einem Zellverband in den anderen wechselt. In der Regel ordnen sich die Zellen einem System unter.

Löst sich eine Zelle aus ihrem Verband, so ändert sich ihre Potenz. Sie wird potenziell tödlich für das System.

Das ist jedoch ein Extremfall.

De facto ändert die Zugehörigkeit zum System die grundlegenden Eigenschaften des Individuums:

Eine sykotisch auftretende Zelle (Mensch) kann durch die Partnerschaft grundlegend syphilitisch erscheinen.

Die Wandlung von Eigenschaften durch ein System wird durch das carcinosinisch - tuberculinische Miasma geprägt.

Carcinosinisch ist...

die völlige Selbstaufgabe im System.

Vergleichen Sie hiermit die Eigenschaften eines einzelnen Blutkörperchens. Es kann nicht alleine überleben. Seine Existenz ist ganz auf den Erhalt eines höhergeordneten Systems „Mensch" ausgerichtet.

Tuberculinisch ist...

die Grenzüberschreitung des Einzelnen gegenüber dem System = Ganzen = Partner.

Das Tuberkulosebakterium kann seinen Prozess nur leben, wenn es einen Wirt findet Dazu muss es in ein System eindringen. Hat es diese Grenze überschritten, ist es ebenfalls Teil eines höhergeordneten Systems „Mensch". Es nutzt das System aus und wird es im Extremfall zerstören.

Einige kurze Definitionen:

Miasma:

Grundprozess der Entwicklung. Miasmen stellen die Muster der Entwicklung eines Lebens dar.

Psora:

Grundprozess der Lebensentwicklung. Der Lebensprozess wird durch Anfang, Geburt und Ende, Tod dargestellt. Er bezeichnet die Art und Weise, wie dieser Weg (bitte vergleichen Sie mit Tao) durchlaufen wird.

Sykosis:

Grundmuster der Entwicklung, das mit dem psorischen Grundprozess verknüpft ist, und dazu dient, ihn zu stützen und zu stabilisieren.

Syphilis:

Grundmuster der Entwicklung, das der Sykosis entgegenwirkt. Es löst sykotische Strukturen.

Carcinosinum/Tuberculinum:

Grundmuster der Reaktion/Interaktion zwischen Prozessen/Menschen.

Carcinosinum...

...kann sich nicht abgrenzen. Sein Prozess zerfließt.

Tuberculinum...

...überschreitet die Grenzen anderer Prozesse aus Angst angegriffen zu werden.

Ein Miasma kann häufig nicht eindeutig einem Arzneimittel zugeordnet werden. So ist Lycopodium psorisch (nach Hahnemann zusammen mit Sulphur und Calc. das Haupt-Antipsoricum), weil es dem Beginn des Lebens immer verhaftet bleibt. Sykotisch sind seine Mechanismen nicht zu lösen. Es setzt sich gewaltig unter Druck und schafft neue Bindungen. Es kann sehr tuberculinisch sein, weil es dominant und herrschsüchtig erscheinen kann. Vermeidet dennoch Streit: carcinosinisch. Vergleichen Sie hierzu die Zusammenstellungen des nächsten Kapitels!

Analogien und Experimente

Die oben dargestellten Definitionen sind von Versuchen und modellhaften Betrachtungen der Natur abgeleitet worden. Ein wichtiges Bild ist ein Sandstrand am Meer. Hier wird das Wechselspiel zwischen Chaos und Ordnung besonders deutlich. Kein Wellenzug gleicht dem anderen und dennoch ist das Wellenmuster am Strand ebenmäßig. An diesem Bild lassen sich viele Gesetzmäßigkeiten der Homöopathie herleiten. In den Arzneimittelbildern dieses Buches werden immer wieder Teile dieses Bildes zitiert.

Wesentliche Erkenntnisse zur Syphilis und Sykosis können von Erkenntnissen der Systemtheorie abgeleitet werden.

Miasmen als Schlüssel für das Verständnis des Krankheitsprozesses am Beispiel Pulsatilla

Pulsatilla fühlt sich existentiell einsam und verloren.

Pulsatilla fühlt sich daher in der Ur-Bindung Mutter-Kind sehr gut aufgehoben.

Eine Trennung dieser Bindung löst große Angst aus und führt zu Krankheitsmustern. Ohne diese Bindung kann sich Pulsatilla NICHT entwickeln.

Pulsatilla-Kinder werden beim Eintritt in die Schule oder den Kindgarten häufig krank. Sie dürfen dann zuhause bei der Mutter bleiben! (Sek. Krankheitsgewinn.)

Das Leben bringt es mit sich, dass sich diese Bindung löst. In diesem Fall sucht sich Pulsatilla eine Ersatz-Bindung. Dies kann beispielsweise der Ehe-Partner oder auch ein Kind sein.

Kann eine neue Bindung nicht aufgebaut werden, so bilden sich bindungs-ähnliche Muster. Solche Muster können sich in Auto-Immun-Krankheiten zeigen.

Das potenzierte Pulsatilla löst diese Grundangst. Damit fällt die Blockade der Bindung. Die Entwicklung bekommt wieder Dynamik. Der Lebensweg bekommt eine neue Richtung, Symptome fallen weg.

Die kurz dargestellte Systematik der Miasmen dient als Grundmuster für die vernetzende Marteria medica. Der Hauptnutzen der Miasmenlehre an sich besteht in einem tieferen Verständnis von Krankheitsprozessen.

Dies ist ein sehr praktischer Nutzen. Er soll an dem folgenden Beispiel kurz erläutert werden:

In unserer heutigen Medizin kennen wir alle den Begriff des sekundären Krankheitsgewinnes. Dies bedeutet, dass Krankheitssymptome auf einer anderen Seite gewinnbringend sein können. In der Entwicklungsorientierten Homöopathie finden Sie solche Zusammenhänge an vielen Punkten:

Die existentielle Angst von Pulsatilla allein gelassen zu sein, führt zu seiner intensiven Zweierbindung. Lycopodium fühlt sich ganz kein und unbedeutend. Im Netzwerk seiner Beziehungen wird es stark und mächtig.

2.2 Eigenschaften und Themen der Miasmen

Die vernetzende Materia medica versucht, die Grundmuster der Entwicklungen, das heißt die Miasmen, mit den Prozessen der einzelnen Arzneimittel zu verknüpfen.

Die Grundzüge dieser neuen Systematik sind im folgenden Kapitel kurz und nicht erschöpfend dargestellt. Eine ausführliche Darstellung wird bald in einem Lehrbuch erscheinen.

Materia medica

Die Materia medica ist eine Sammlung vieler einzelner Symptome.

Die vernetzende Materia medica legt den Wirkungen von Arzneimitteln Prozesse zu Grunde.

Diese Prozesse lassen sich nach folgenden Kriterien einteilen:

- **Ablauf**
- **inhaltlich logischer Ablauf**
- **Ausgangssituation**
- **Input**
- **Verarbeitung**
- **Output**
- **Ausscheidung**

Verknüpfungen und Vernetzungen ermöglichen ein tieferes Verständnis.

Die Darstellung wird gegliedert in:

- **Themen**
- **Prozesse**
- **Symbole, deren Bedeutungen und Zuordnungen**

Grundmuster der Entwicklung

Zunächst werden die Grundmuster und Themen der **Psora** erläutert, anschließend **Sykosis** und **Syphilis**.

Carcinosinum und **Tuberculinum** werden hier nicht als eigenständige Muster der Entwicklung dargestellt. Eine Beschreibung findet sich im Teil 2.4 Darstellung der Arzneien.

Die Muster sollen Zusammenhänge zwischen den Miasmen darstellen

Ein charakteristisches Muster der Sykosis besteht darin, dass sie Bindungen aufbaut. Syphilis hat die Tendenz, eben diese Bindung zu kappen.

Wenn Sie die Entwicklung betrachten, so eignet sich gerade das Thema Bindung hervorragend, homöopathische Mittel und ihre Muster darzustellen:

Grundmuster am Beispiel Bindung

Psorische Mittel brauchen keine Bindungen, da sie es aushalten, allein für sich zu sein.

Sein Schicksal allein auszuhalten, entspricht hier eher einer inneren Stärke.

Sykotische Mittel können ihr Schicksal oder Zustand nicht aushalten. Sie brauchen Partner, die sie unterstützen und Geborgenheit spenden.

Dies kann durchaus sehr sinnvoll sein zu einem Moment, da die Entwicklung sich in einem behüteten Raum abspielen soll. Denken Sie hier bitte an die Rolle der Eltern und des Elternhauses.

Doch irgendwann kommt der Moment, sich zu lösen. Sind die Bindungen fest gefügt, so kann dieser Moment schmerzhaft werden. Dann kann es zu pubertären Krisen kommen, die Bindungen zerstören sollen! Neue Bindungen können jedoch nur aufgebaut werden, wenn alte zerstört sind!

Der Prozess kann sich nur entwickeln, wenn der syphilitische Prozess sykotische Strukturen in der Tiefe zerstört hat.

Psora

- **Psora stellt die Entwicklung an sich dar.**
- **Psora steht für den „unverfälschten" reinen Prozess.**
- **Psorische Menschen stellen sich „ihrem" Schicksal. Sie nehmen es auf sich.**

Psora ist der Prozess, der allem Leben zugrunde liegt.

Hahnemanns Mittel der Psora ist Sulphur. Die Nosode der Psora ist Psorinum.

Psorin ist Sekret aus dem Krätzeausschlag.

Wichtige psorische Mittel

Mittel	Seite
Psor.	88
Acon.	127
Arn.	130
Bry.	121
Calc.	104
Chin.	192

Mittel	Seite
Graph.	109
Hep.	116
Lyc.	107
Nat-m.	99
Sep.	101
Zinc.	112

Grundthema der Psora

Grundthema	Schicksal	Mittel
Konfrontation mit den großen Themen des Lebens	Geburt	Lyc.
	Tod	Calc.
	Schicksal	Alle psorischen Mittel
Ohne Hülle	Bloß Schutzlos	Phos.
Ohne Bindung	Frei Allein, verlassen	Psor. Sulph.
Ohne Struktur	Der Bruch als gebrochene Struktur	Nat-m.
	Strukturlos, imitiert andere Strukturen	Sulph.

Kleine Systematik der Psorischen Arzneien:

Die großen Themen der psorischen Mittel sind hier stichwortartig kurz aufgeführt.

Breite der Entwicklung

Mittel	Thema	Entwicklung
Psor.	Anfang und Ende in Einem	Extrem aushaltend, dabei verzweifelnd
Sulph.	Extrem breit	Aussteiger oder extrem aushaltend, vermeidet den Druck oder setzt sich extrem unter Druck
Nat-m.	Extrem eng, linear	Bruch der Linie, Unmöglichkeit, die Lebenslinie zu finden
Sep.	Multipolar	Muss alle Pole leben, dabei Tendenz, einen Pol zu unterdrücken

Geschwindigkeit der Entwicklung

Mittel	Thema	Entwicklung
Calc.	Verzögerung	Retardierung
Lyc.	Beschleunigung	Akzeleration

Stärke des individuellen Prozesses

Mittel	Thema	Entwicklung
Sulph.	Stark	Nimmt Äußeres nur unter Druck nach innen.
Hep.	Recht stark	Bringt Dinge nur teilweise nach außen, der Splitter bleibt stecken, wirkt geladen.
Graph.	Wirkt stark, obwohl eigentlich schwach.	Bringt daher innere Anteile nach außen.
Zinc.	Kann den Prozess nicht durchsetzen	Bringt äußere Anteile nach innen.

Blockade der Entwicklung

Mittel	Thema	Entwicklung
Kali-c.	Angst vor dem Verlust der individuellen Prägung der eigenen Entwicklung, wie Angst vor dem Zerfließen führt zu extremem Zusammenhalten.	„Gespannt wie eine Blase vor dem Zerplatzen“.
Hep.	Breite mächtige Entwicklung mit großer Angst vor der Verletzung.	Splittergefühl, Blockade durch außen.
Bry.	Fühlt die eigene Entwicklung mächtig und möchte sie auch gegenüber dem übergeordneten System durchziehen.	Stemmt sich gegen den Fluss.
Rhus-t.	Wechsel von außen (Wetter) verschlechtert die Entwicklung im Inneren.	Stemmt sich gegen Einwirkungen von außen.

Eine vitale Gefahr lähmt die Entwicklung

Mittel	Thema	Entwicklung
Acon.	Vor dem Ereignis	„Schrecksekunde“
Arn.	Nach dem Ereignis	„geschlagen“, traumatisiert

Ein Symbol der Psora: Wind/Wetter

Wetter und besonders Wind symbolisiert Chaos und Bewegung.

- **Wind bewegt.**
- **Wind verbindet außen mit innen.**
- **Wind stellt ein Bindeglied dar zwischen dem Teil und dem Ganzen.**

Wir alle sind dem Wetter ausgesetzt. Gerade Wind schafft eine Verbindung zwischen dem Einzelnen (Individuum) und dem Ganzen (System).

Wind symbolisiert den chaotischen Einfluss des (äußeren) Lebens.

Wichtige Themen von „Wind“:

Kann der Einzelne standhalten? (Calc., Lyc.)

Kann der Einzelne sich gegen äußere Einflüsse stemmen? (Sulph., Lyc., Chin.)

Setzen äußere Einflüsse Prozesse im Inneren in Gang? (Acon., Arn.)

Sykosis und Syphilis

Große Themen

- **Bindung und Freiheit.**
- **Abgeschlossenheit und Offenheit.**
- **Aufbau von Strukturen und die Zerstörung von Strukturen.**
- **Ablenken vom Wesentlichen und Konzentration auf das Wesentliche („Gott“, der Ursprung)**

Die Themen von Sykosis und Syphilis ergänzen sich wechselseitig.

Die Darstellung versucht dem gerecht zu werden, indem die Hauptthemen parallel dargestellt werden.

Es ist eine Erfahrung, dass Verständnis aus dem Vergleich erwächst. Ein Vergleich ermöglicht eine Gegenüberstellung und weckt Assoziationen.

Im Gegensatz zur so genannten Schulmedizin, die auch heute noch Zusammengehöriges trennt – seien es die medizinischen Fächer oder Psyche und Soma, ist es die Stärke gerade der Homöopathie, Vergleiche aus sehr unterschiedlichen Bereichen vernetzen zu können. Die übergeordnete Struktur ist hier immer das Fraktal oder auch Baumuster.

Sykosis

- **Sykosis stützt den Prozess.**
- **Sykosis nährt und hüllt ihn ein.**
- **Ohne Sykosis sind dauerhafte Lebensvorgänge nicht vorstellbar.**

Die drei folgenden Darstellungen fassen die drei Grundthemen der Sykosis graphisch zusammen:

Vergleichen Sie hierzu die Prozesse der aufgeführten Mittel.

Wichtige sykotische Mittel sind:

Mittel	**Seite**
Apis	151
Calc.	104
Carc.	181
Graph.	109
Lach.	154

Med.	134
Nit-ac.	140
Puls.	142
Sil.	146
Syph.	159
Thuj.	137

Systematik der Sykosis

1. Thema der Sykosis

Lösen von Anteilen des vorangegangenen Prozesses nicht möglich.

Ein Individuum entspringt dem Nächsten. Die Fortpflanzung bringt es mit sich, dass bei der Geburt, nach dem Riss der Blase, ein neues Wesen in die Welt geworfen wird. Damit dieses Kind lebensfähig wird, muss die Nabelschnur durchtrennt werden, als Symbol der Verbindung zwischen Mutter und Kind.

Kaum ist das Kind auf der Welt, so übernimmt die Mutterbrust deren Funktion. Über die Milch wird dann nicht nur der aufbauende nährende Teil übertragen, die Brust ist der Ort der Urgeborgenheit. Sie vermittelt ein Stück der Wärme, die das Kind in der Gebärmutter gespürt haben muss.

Sie dient aber auch dazu, die „Nabelschnur"-Bindung auf eine andere Ebene zu transponieren und die tiefe Grundbindung nicht abreißen zu lassen.

Bindung ist ein großes Thema in der Entwicklung eines Menschen. Tiefe Bindungen zu den Eltern sind Vorraussetzung für eine optimale Reifung. Bindungen können aber auch die Entwicklung behindern.

Bindung

Thuj.	Mütterliche Hüllenanteile sind dominant und prägen den eigenen Prozess.
Nit-Ac.	Mütterliche und väterliche Prozessanteile sind dominant und prägen den eigenen Prozess.
Puls.	Lösung von der Mutter/Vater ist nicht möglich. „Nestwärme". Wird nicht flügge. Paradoxon: Bei der Schwangerschaft reißt die Umhüllung. Die Trennung wird dennoch nicht vollzogen.
Lyc	Möchte die Kindheitsbindungen möglichst schnell hinter sich lassen. Baut sich mit möglichst vielen Menschen neue Bindungen auf.

2. Thema der Sykosis: Hülle

Die Hülle ermöglicht die Abgeschlossenheit als Gegenstück der Offenheit.

Die elementare Hülle, die Leben ermöglicht, wird durch die Zellmembran dargestellt. Sie trennt innen von außen und verhindert das Zerfließen. Sie schafft die Abgrenzungen, die erst ein Individuum ermöglichen. Daneben hält sie zusammen, stützt.

Die Hülle schafft einen Raum der Geborgenheit, der Schutz für eine von Außen ungestörte Entwicklung bietet.

Sie verhindert Ein-Blicke von außen und verbirgt.

Calc	Verschmerzt kaum den Verlust der Hülle. Baut sich sekundär Umhüllungen (Warzen) in Analogie zur Eischale.
Sil.	Fühlt sich schutzlos ohne Hülle. Daher schafft es sich sekundär die Hülle. Möchte gern eingehüllt sein.
Nit-ac.	Inhomogene Hülle hypertrophiert. Multiple destruktive Wucherungen, übel riechend. Warzen bluten bei Berührung.
Thuj.	Diffuse Hypertrophie der Hülle. Die Hülle verdrängt den Prozess.
Bar-c.	Das eigene Wesen erscheint lächerlich. Abschotten über unförmige Lymphknotenschwellungen. Hülle macht die mentale Entwicklung unmöglich.

3. Thema der Sykosis: Struktur

Struktur ermöglicht Sicherheit!

Struktur ermöglicht Stabilität.

Struktur nährt und speichert Aufbaustoffe.

Struktur ermöglicht es einem Individuum, sich in einem ungünstigen Umfeld längere Zeit autonom zu entwickeln.

Sil.	Exostosen. Passt sich an äußere Strukturen an. Sagt seine Meinung nur Zuhause.
Calc.	Runde warzenähnliche Strukturen, Warzen hohl innerlich.
Calc-fluor.	Exostosen
Thuj.	Der Prozess ist strukturlos. Folge sind periphere Fehlstrukturen. Die Sykosis oder Hülle übernimmt die Steuerung.
Nit-ac.	Der Prozess ist strukturlos. Folge sind periphere Fehlstrukturen. Die Sykosis übernimmt die Steuerung und Strukturierung des Prozesses.
Lach.	Die periphere Struktur behindert die Entfaltung des Prozesses.
Apis	Tendenz zur Hyperstrukturierung im progenerativen Bereich. Ovarial-Zysten und Tumore.

Das Ei als Symbol der Sykosis

Das Ei ist ein wichtiges Symbol in der Homöopathie. Es ist immer wieder erstaunlich, wie am Ende einer Anamnese ein Patient, der das Mittel Calcium carbonicum bekommt, strahlt, wenn nach seinem Verlangen nach Eiern gefragt wird. Gerade bei diesem Mittel stellt Calcium das Grundthema so ausgezeichnet dar: Es illustriert sein Verlangen nach einem beschützten Raum, in dem er, in Ruhe gelassen, sich mit der Perfektion seiner Perlen beschäftigen kann.

Ein Ei besteht aus einer Eischale aus Kalk. Diese ist Umhüllung und Schutz für Eigelb und Eiweiß. Aus dem Eigelb kann sich ein neuer Vogel entwickeln, wenn das Ei befruchtet ist. Das Eiweiß dient als Nahrungsreserve für das heranwachsende Leben.

Ein Ei enthält also potenzielles Leben, das durch eine Schale nach außen hin geschützt ist. Es bedarf der sorgfältigen Handhabung, sonst zerbricht es. Soll das potenzielle Leben gedeihen, so muss es bebrütet werden. Ohne Wärme von außen wird es nicht gedeihen.

Sie bemerken die Fülle an Symbolen und Analogien, die in diesem Lebensmittel stecken.

1. Thema

Die ungestörte Entwicklung ist nur bei Intaktheit der Umhüllung möglich.

Dies ist das zentrale Thema von Calcium carbonicum, einem Mittel, das ein sehr großes Verlangen vor allem an hart gekochten Eiern hat. Hartgekocht bedeutet fixiert oder auch zementiert.

2. Thema

Leben und Entwicklung des Lebens ist nur durch Wärme und Zuneigung, Liebe, Unterstützung von außen möglich.

In der Natur kann sich ein Ei nie allein entwickeln. Eine Henne muss es bebrüten. Das heißt, der eigene Prozess braucht eine fremde, das heißt äußere Unterstützung für die eigene Entwicklung. Diese Eigenschaft wird sehr gut durch Pulsatilla dargestellt. Pulsatilla braucht **EINEN** Partner, sonst kann es nicht sein. Bricht dieser eine Partner weg, so braucht es sich an seinen eigenen Prozess neue Prozesse selbst an, die es nach außen (Pulsatilla. ist so unendlich sanft) stabiler erscheinen lassen.

3. Thema

Abgrenzen innen von außen.

Das Ei symbolisiert die Wechselbeziehung zwischen innen und außen. Wird die Schale durchbrochen, so kann es faulen und äußerst übel riechen. Fäulnis und Geruch versinnbildlichen den psorischen Prozess im Allgemeinen. Das Ei zeigt, wie nahe das Ende schon am Anfang ist. Die Mittel hierzu Sulph., Calc. und natürlich Psorinum, die diese Entwicklung schon zu Beginn ihrer Existenz spüren.

4. Thema

Der Bruch.

Jeder hat schon im Geschäft Eier gekauft und diese ein wenig zu fest angepackt. Die Eier sind dann ausgelaufen, da die Schale an einigen Punkten gebrochen oder gerissen war. Dieser Bruch kann auch physiologisch sein, wenn das Küken ausschlüpft. Und auch physiologisch wird dieser Bruch mit einem Trauma verbunden sein. Das Ei symbolisiert hier Hilflosigkeit und Verletzlichkeit, besonders im gebrochenen Zustand. Dies ist genau das Thema von Arnica montana.

5. Thema

Entwicklung braucht den Bruch oder auch Durchbruch.

Bitte denken Sie hierbei an Zähne, die nicht durchbrechen wollen.

Auch Emotionen müssen von innen nach außen durchbrechen.

Hier steht die Schale des Eies für eine Blockierung des Durchbruchs. Denken Sie bitte an Hepar sulfuris. Der Eiter hat sich hier schon den Weg nach außen gebahnt. Bei Staphisagria handelt es sich um blockierte Emotionen. Anständigkeit verhindert die Äußerung von Gefühlen. Belladonna steht hier für den Ausbruch, den ungehinderten Durchbruch von innen nach außen oder dessen heftige Blockade, die sich in perakuten Symptomen äußert.

6. Thema

Das Ei nährt und unterhält selbst den Stoffwechsel des heranwachsenden neuen Lebens. (Colch.)

7. Thema

Das Ei ist eine Ei-nheit und dennoch zwei.

Kein An-Teil kann ohne den anderen existieren. Ohne Gelb kein Weiß und umgekehrt. Dies zeigt sowohl den Bezug zu Arzneien, die den Lebensprozess bi- oder multi-polar darstellen, wie Sepia.

Das lineare Gegenstück zu Sepia ist Natrium muriaticum. Natrium muriaticum lehnt folgerichtig einen Anteil, das Eiklar, ab und bekennt sich zu dem anderen Anteil. Durch die doppelte Ei-nheit wird der Bezug von Calcium carbonicum zu Lycopodium erklärt.

Lycopodium würde gerne so schnell als möglich die Eischale durchbrechen und sich entwickeln, wohingegen Calcium in der vorhandenen Struktur möglichst lange verharren möchte.

Syphilis

- **Syphilis klärt den Prozess.**
- **Sie befreit ihn von fremden hindernden Anteilen.**
- **Syphilis stützt die Entwicklung des Prozesses, indem Hüllen und Strukturen gezielt aufgelöst werden.**

Dies schafft Potenz (bitte vergleichen Sie hier den Begriff in der Sexualkunde) und Dynamik.

Ohne den syphilitischen Prozess wäre also eine Entwicklung nicht möglich.

Die hier aufgeführten Beispiele für Muster der Syphilis sind nicht erschöpfend. Sie dienen der Illustration wichtiger Themen.

Syphilitische Mittel:

Mittel	Seite
Ars.	171
Aur.	165
Caust.	196
Kali-c.	114
Merc.	162

Mittel	Seite
Nat-m.	99
Nit-ac.	140
Nux-v.	169
Phos.	176
Syph.	159

Syphilitische Mittel bringen das Thema auf den Punkt.

Sie sind nicht konstruktiv, sondern destruktiv.

Daher ist es schwer, Symbole für syphilitische Mittel zu benennen.

Während die sykotischen Mittel eher verdecken und verdrängen, bringen syphilitische Mittel das Thema häufig auf den Punkt.

Sind Sie schon einem Arsenicum album begegnet, so wissen Sie um sein existentielles Problem: Sein Wissen, oder auch Bewusstsein um den chaotischen Ablauf des Lebens lassen ihn verzweifeln. Ist denn das so abwegig? Sein Problem ist, dass er nichts verdrängen oder wegstecken kann.

Viele große syphilitische Mittel können ihr Thema genau formulieren, wenn sie es wollen. Vergleichen Sie hier bitte Aurum metallicum oder auch Causticum.

Derjenige, der den Konflikt nicht scheut, bringt ihn im Gegenteil auf den Punkt. Deswegen lassen sich viele Mittel an teilweise heftigen „Gegen-Reaktionen“ erkennen.

Mercurius lebt nur in der Ab-Wehr. Vergleichen Sie bitte seine Abwehr-Muster auf der Haut, seine vielfältigen übel riechenden zersetzenden Geschwüre, Risse und tumorartigen Schwellungen.

1 Syphilitisches Thema Bindung und Freiheit

Lösen der Bindungen: Tendenz zur Unabhängigkeit und Freiheit.

Bitte vergleichen Sie mit dem 1. Thema der Sykosis. Durch das Lösen von Bindungen wird ein unterschiedliches Maß an Freiheit erreicht. Erst Freiheit ermöglicht Entwicklung. Bindungen fixieren den Prozess an andere Strukturen oder Systeme.

Phos.	Abneigung gegen die Familie
Fl-ac.	Abneigung gegen die Eltern, gegen Heirat.
Plat.	Missbrauchsthema, verletzt gezielt Menschen und löst auf diese Art Bindungen. Perversion „Gefühllosigkeit“
Aur.	Zieht sich von den Menschen zurück, Zorn 4, aber liebt sie.
Merc.	Anarchist Revolutionär
Caust.	Revolutionär

2. Syphilitisches Thema: Öffnung und Offenheit

Öffnung und Funktion der Offenheit.

Die Hülle trennt innen von außen. Dadurch definiert sie ein System. Sykosis baut die Hülle verstärkt auf. Dadurch wird der Prozess im Inneren autonomer und weniger störanfällig von außen. Mit einer geringeren Beeinflussbarkeit von außen geht ein Verlust der Dynamik im Inneren einher. Eine Hypertrophie von Hüllanteilen verursacht Starre.

Öffnungen schaffen Offenheit.

Offenheit schafft Angriffssituationen einerseits, aber auch die Möglichkeit der Entwicklung.

Phos.	Große Offenheit
Hyos.	„Pseudo"-Offenheit. Fühlt sich dabei angegriffen und wird gewalttätig.
Aur.	Offenheit zum Übergeordneten Prozess, Gott.
Plat.	Arroganz. Hochmut. Erhebt sich über den Prozess.
Con.	Einseitige Offenheit. Die sykotische hüllende Komponente nach innen ist zu stark.
Merc.	Offenheit als Gefahr. Überreaktion zur Abschottung bereits eingedrungener Anteile.

3. Syphilitisches Thema: gesteigerte Sexualität

Sexualität als Quelle der Dynamik eines Systems

Phos.	Möchte gestreichelt werden, Mit-Gefühl Großes sexuelles Verlangen Übererregung Beschwerden durch Enthaltsamkeit (3)
Hyos.	Pseudoerotik Sexuelles Verlangen bei Kindern / Mädchen Sexuelle Phantasien
Fl-ac	One-nightstand Möchte nackt schlafen Erotik als Selbstzweck Die Verletzung von anderen wird benutzt, um die eigene Verletzlichkeit zu kaschieren
Aur.	Gesteigertes sexuelles Verlangen Verlangen stört den Schlaf bei Frauen Erektionen ohne Pollutionen Verlangen nach dem Aufstehen vermehrt beim Mann
Merc	Sexuelles Verlangen vermehrt mit schmerzhaften Erektionen Exzesse, Ausschweifungen Perversionen

4. Reinheit und Un-Reinheit als Funktion von Traumata?

Vermischen und Verschmelzen von zweien / mehreren Prozessen zu einem neuen Tochter-Prozess.

Die Penetration sichert das biologische Fortbestehen des individuellen Prozesses durch Einbringen von wesentlichen, „essentiellen“ Anteilen in ein anderes System. Penetration ist ein Akt der Grenzüberschreitung mit der Gefahr und Potenz des Austauschs von Prozessanteilen.

Einerseits wird der Prozess über Generationen hinweg am Leben erhalten, andererseits birgt sie die Gefahr der „Unreinheit“ für den individuellen Prozess.

Acet-ac.	Körperliches Trauma bricht Anteile des Prozesses (Anmerkung: die Geburt stellt das erste Trauma dar). Geistige Erschöpfung durch Trauma
Sul-ac.	Körperliches Trauma mit Spuren des Bruchs ähnlich Arnica. Blaue Flecken an beiden Armen. Geistige Erschöpfung durch Trauma.
Cit-ac.	Verletzung in der oralen Phase: Destruktion im Mund-Lippenbereich.
Ph-ac.	Gefühlstrauma: der Mensch kann nicht mehr „ganz“ reagieren.
Nit-ac.	Zeugungstrauma : 2 Anteile verschmelzen nicht: 2 Prozesse.
Fl-ac.	„Verunreinigung“ (Ur-Trauma) im „innersten“ Kernbereich.

5. Syphilitische Thema: Blick zum Ursprung / Gott Religion

Blick zum Ursprung.

Vergleichen Sie hierzu Rubriken wie Beten oder Religiosität. Die Zahlen hinter den Symptomen entsprechen der Wertigkeit und der Größe der Rubrik. (Vergleichen Sie Seite 97)

Hyos.	Engstirnig in Bezug auf religiöse Fragen 1/3 Spricht zu sehr über Religion 2s
Plat.	Religiöser Hochmut 2s Beschäftigt sich zu sehr mit Religion dabei Wollust, Hochmut Mangel an Religiosität
Aur.	Religiöse Melancholie, Schwermut Verzweiflung am Seelenheil Religiöse Erregung 2/4 Delirium tremens mit Beten 2/1
Ars.	Gewissensbisse 1/7 Beten im Knien 2/4 Verzweiflung am Seelenheil 3/31 *Obwohl ein so rationales Mittel!!*
Plb.	Religiöse Erregung 1/4 Religiöse Manie 1/4
Alum.	Inbrünstiges Beten 1/2
Ph-ac.	Angst um das Seelenheil. Gewissensbisse in Bezug auf die übermäßige Ausübung der religiösen Pflichten 1/5

2.3 Vernetzende Materia medica

Der "vernetzenden" Materia medica soll eine kurze Einleitung vorangeschickt werden.

Wie allgemein üblich, folgt im Anschluss an diese die übliche Aufteilung der Mittel in:

Aufteilung der Mittel:

- **Nosoden**
- **-Chronische Mittel / Polychreste**
- **Akute Mittel**

Die Mittel sollen aber nicht nach diesem Schema vorgestellt werden, sondern nach dem Grade ihrer Verwandtschaft.

Sie erinnern sich an den Exkurs „Fraktale Geometrie" zu Beginn. Eine komplexe und vielgestaltige Küste, wie die der Bretagne, kann sich so täuschend echt simulieren lassen. Quasi unendlich viele Formen können durch EIN FRAKTAL dargestellt werden!

Diese Erfahrung kann man ebenfalls häufig mit Homöopathie machen:

Schauen Sie sich intensiv die aktuelle letzte Ausprägung an, dann denken Sie bei einem akuten Zustand an akute Mittel wie Belladonna. Bei näherer Betrachtung, und dazu braucht es Zeit, stellen Sie fest, dass der Entwicklungsabschnitt davor vielleicht eher aussah wie Pulsatilla! Und davor gab es eine anschmiegsame Phase, die nach Calcium carbonicum aussah.

In einem relativ kleinen Zeitabschnitt können sich also verschiedene Mittel finden, so wie sich in einem kleinen Küstenabschnitt verschiedenartige Formationen finden.

Dann geben Sie vielleicht Belladonna oder Pulsatilla oder Calcium. Und Sie bemerken, dass ein neues Mittel zur Ausprägung kommt.

Diese Vorgehensweise führt dazu, dass im Laufe einer Behandlung immer neue Mittel benötigt werden, ohne dass sich der Zustand grundlegend ändert!

Das Mittel der Entwicklung

Sollten Sie dagegen das Mittel der Entwicklung finden, und dieses als erstes geben, so wird dies den Prozess derart anstoßen, dass über längere Zeiträume keine neuen Mittel nötig sind. Das richtige Mittel, Hahnemann nennt es Simile oder auch Similinum, kann auch in einer C30 über ein Jahr wirken!

Von diesem Blickwinkel her betrachtet können sich Zustände auflösen, die keinen offensichtlichen Zusammenhang mit dem gegebenen Mittel haben!

Der Autor sah verschiedene chronische Erkrankungen nach Einmalgaben dauerhaft verschwinden: Eine chronisch entzündliche Darmerkrankung mit multiplen Polypen nach einmaliger Gabe Sepia C1000, eine schwere Verkrümmung des Rückens nach einer einzigen Gabe Silicea C1000.

Diese Liste ließe sich beliebig fortsetzen.

Entscheidend ist, dass das Mittel der Entwicklung auch in sehr hoher Potenz weitere Prozesse anstoßen kann: Zum Beispiel bei kindlichen Entwicklungsstörungen hat der Autor mehrfach Belladonna bis zur C100 000 gegeben. Jede höhere Gabe ließ tiefe Blockaden der Entwicklung fallen. So ist beispielsweise durch Homöopathie ein autistisches Kind nach einer dreijährigen Behandlung in der Lage gewesen, normal in den Kindergarten zu gehen und sprechen zu lernen. Zeichen, dass die Behandlung in der Tiefe getroffen hat, ist, dass das Kind psychisch ausgeglichen und die Infektneigung völlig verschwunden ist.

Braucht es über 2000 Mittel, um die Formen der Natur herzustellen?

- **Oder reichen einige wenige große Mittel?**
- **Wie ist der Zusammenhang der Mittel untereinander?**
- **Wie viele Baumuster / Fraktale gibt es in der Natur?**

Unsere moderne Technik sucht immer mehr bio-logische Muster zu imitieren! Fluggeräte imitieren Vögel. Autos imitieren Fische. Die neuesten Computer, die versuchen, künstliche Intelligenz herzustellen, imitieren die neuronale Struktur des menschlichen Gehirns.

Gibt es eine begrenzte Anzahl von Mustern / Fraktalen?

Auf der anderen Seite betrachten Sie bitte die Form der Galaxien. Es gibt „schnecken"-förmige mit einem ähnlichen Baumuster, wie unsere Weinbergschnecken. Es gibt strahlenförmige, es gibt runde! Im Übrigen finden sich ebensolche Muster auch bei der Darstellung von Symbolen. Symbole ähneln sich in allen Kulturen der Welt.

Die Baumuster / Fraktale haben einen universalen Charakter.

Das heißt nicht, die Schnecke hätte sich an der Galaxie orientiert, oder die Galaxie an der Schnecke. Vielmehr steckt hinter den Ausprägungen ein universales Muster. Pulsatilla ist so ein Muster oder auch Calcium carbonicum. Das heißt, Menschen, denen eines dieser Mittel zugeordnet werden kann, entwickeln sich nach einem ähnlichen Muster wie Calcium carbonicum oder Pulsatilla. Sie haben aber nicht die geringste Ähnlichkeit mit der Küchenschelle oder der Austernschale.

Die Potenzierung isoliert die Potenz, die in dem jeweiligen Baumuster / Fraktal steckt.

Damit stellt die Potenz das Bindeglied zwischen der idealen, aber eben nur potentiellen Entwicklung und der tatsächlichen, aber möglicherweise weniger idealen Entwicklung dar.

Die Gabe der Potenz nähert die Entwicklung an die IDEALE Entwicklung an.

Entwicklung und Baumuster

Das Baumuster prägt die Entwicklung.

Es kann unendlich viele Ausprägungen hervorbringen.

Ein Vergleich der Entwicklungen / Prozesse erleichtert es, Baumuster voneinander zu unterscheiden.

Eine vergleichende Darstellung verdeutlicht Beziehungen der Arzneimittel / Baumuster untereinander.

In der folgenden Darstellung sind die Mittel deswegen im Zusammenhang ihrer Entwicklung dargestellt.

Nosoden

Carc., Carcinosinum

Med., Medorrhinum

Psor., Psorinum

Syph., Syphilinum

Tub., Tuberculinum

Nosoden stellen Extremformen der Entwicklung dar.

Sie sind im Gegensatz zu den anderen homöopathischen Mitteln aus Krankheitsprodukten gefertigt. Ihre Wirkung ist breit und tief.

Sie stellen jedoch selten den Prozess genau dar. Die unkritische Gabe führt daher zur Verdrängung von Symptomen und hat einen schädlichen Einfluss auf den Prozess.

Psorinum, der Krätzeausschlag, stellt eine Extremform des psorischen Prozesses dar.

Medorrhinum ist die Trippernosode, und stellt den wuchernden, strukturierenden Prozess dar.

Syphilinum entspricht der Syphilisnosode und stellt den öffnenden Prozess dar.

Carcinosinum ist aus Zellen eines Brustkrebses gewonnen.

Tuberculinum ist die Tuberculose-Nosode.

Nosoden sollten daher nur nach einer ausführlichen Anamnese gegeben werden.

Polychreste

Ars.	Hep.	Puls
Aur.	Kali-c.	Sep.
Calc.	Lach.	Sil.
Calc-p.	Merc.	Sulph.
Caust.	Nat-c.	Thuj.
Con.	Nat-m.	
Graph.	Phos.	

Polychreste entsprechen den Grundtypen der Entwicklung.

Calc., Lyc., Sulph sind die drei Mittel Hahnemanns, die die Grundthemen des **psorischen** Prozesses am tiefsten darstellen. Hier geht es um die individuelle Entwicklung, das Hineingeworfensein in die Welt und die Reaktion darauf.

Lyc., Puls., Thuj., Nit-ac. stellen unterschiedliche Aspekte von sykotischen Mitteln dar. Die Rolle der Bindung zu einem Einzelnen (Puls.) und zu einer Gruppe (Lyc.) kann ein **sykotische** Mittel darstellen. Die Funktion und die Beschaffenheit der Hülle an sich wird durch Thuj. und Nit-ac. dargestellt. Beides mal beherrschen Hüllanteile die Entwicklung. Bei Thuja sind es die mütterlichen Anteile, bei Nit-ac. sind es mütterliche und väterliche Anteile, die unvereinbar nebeneinander stehen.

Ars., Aur., Merc., und Phos. sind **syphilitische** Mittel. Sie sind gekennzeichnet durch eine große Offenheit gegenüber Außen, im besonderen Maße Phos.

Carcinosinische Mittel sind Nat-m., Nat-c., und Sanic.

Tuberculinische Mittel sind Calc. , Calc-p., Sil.

Diese Einteilung wurde getroffen, um auf immer wiederkehrende Muster aufmerksam zu machen. Viele große Mittel beinhalten mehrere Entwicklungstendenzen gleichzeitig. So kann man Calc. und Lyc. alle 5 Miasmen gleichzeitig zuordnen.

Unfallmittel und Notfallmittel stellen ebenfalls Entwicklungen dar. Auch ihnen können Sie Miasmen zuordnen. Diese Mittel sind häufig extrem in der Fähigkeit, sich auszuprägen. Sie stellen extreme Entwicklungen dar. Nach einer großen Anamnese können Notfallmittel wie Campher oder Veratrum album, aber auch Belladonna als Mittel der Entwicklung oder auch Konstitutionsmittel gegeben werden.

Akutmittel

Acon.	Carbo-v.	Nux-v.
Apis	Cham.	Rhus-tox.
Arn.	Chin.	Staph.
Bell.	Cupr.	Verat.
Bry.	Glon.	
Camph.	Hep.	

Akut-Mittel können hinter sehr kurzen Entwicklungen stehen.

So kann Aconitum, der Fingerhut, die Schrecksekunde vor einem Trauma / Unfall darstellen. Arn. steht für die Schrecksekunde danach. Dennoch lassen sich diesen Mitteln auch langen Entwicklungen zuordnen! In gleicher Weise kann eine rasante Entwicklung, wie etwa hohes Fieber, durch ein vermeintliches „langsames“ Mittel wie Calcium hervorgerufen werden.

Akut-Mittel können auch lange Entwicklungen darstellen.

Diese Entwicklungen verlaufen dann extrem. Ein Beispiel hierfür ist Belladonna, das der Autor bei schweren kindlichen Entwicklungsstörungen bis zur Potenz C100 000 mit Erfolg gegeben hat. Hier wirkt Belladonna auf den tuberculinischen Hintergrund und löst schwerste (psychische) Blockaden. Das heißt, hinter dem Hauptfiebermittel versteckt sich ein Mittel für Zustände extrem aggressiven Verhaltens.

Im Gegenzug kann die kritiklose Gabe von Belladonna Störungen auf der psychischen Seite hervorrufen.

Jede Methode, die wirkt, hat auch Nebenwirkungen.

Das gilt auch für die Homöopathie. Wir zeigen unseren Respekt vor der Kraft dieser Heilmethode und vor der Würde unseres Patienten, indem wir ein Mittel nur dann einsetzen, wenn wir sicher sind in der Wahl und dem Zeitpunkt der richtigen Verabreichung.

Können akute und chronische Arzneien getrennt werden?

Wie Sie bei aufmerksamer Lektüre der oben dargestellten Liste bemerken, stammen einige der akuten Mittel direkt aus den „chronischen Krankheiten" Hahnemanns.

So ist Hepar sulphuris neben Sulphur Hahnemanns Haupt-Antipsoricum und wird landläufig als Akutmittel bei Eiterungen eingesetzt!

Dennoch ist es hier auf der Liste der akuten Mittel.

Der Autor vertritt die Meinung, dass hinter allen akuten Mitteln auch chronische Entwicklungen stehen können.

Zahlreiche Videoaufnahmen demonstrieren, dass beispielsweise hinter Mitteln wie Aconitum, Belladonna, Stramonium und Rhus toxicodendron tiefe Entwicklungen stehen. In der folgenden Beschreibung sind daher auch chronische Krankheiten angefügt, die durch akute Mittel erfolgreich behandelt werden können.

Miasmen in akuten und chronischen Arzneien

Die beiden folgenden Zusammenstellungen sollen Miasmen und Mittel Übersichtsweise darstellen. Bitte beachten Sie, dass es sich um „potenzielle" das heißt mögliche Ausprägungen handelt.

Ein Mittel kann im Lauf seiner Entwicklung polare und widersprüchliche Miasmen zu unterschiedlichen Zeiten zeigen.

Beispiel:

Calcium carbonicum ist durch die Geburt geprägt: *Psorisch!*

Es leidet sehr unter dem Verlust der Hülle (Geborgenheit): *Sykotisch!*

Wird als Kleinkind dennoch sehr dickköpfig: T*uberculinisch!* Dies geschieht möglicherweise, um dem weiteren Verlust von Geborgenheit vorzubeugen, also „klein" zu bleiben.

Verhält sich später in der Schule angepasst und arbeitet gut mit: *Carcinosinisch!*

Neigt jedoch stark zu schlucken, bildet viele kleine runde hohle Warzen: *Sykotisch!*

Diese Reihe könnte beliebig fortgesetzt werden. Sie ist jedoch keineswegs widersprüchlich. Die Konfrontation mit unterschiedlichen Umgebungen (Settings) führt zu unterschiedlichen Zeitpunkten zu unterschiedlichen Reaktionen. Unterschiedliche Reaktionen zeigen sich in unterschiedlichen Mustern.

Miasmen in akuten Arzneien

Mittel	Seite	Psora	Sykosis	Syphilis	Carcinosinisch	Tuberculinisch
Acon.	127	+++				
Apis	151	+	++		+	+
Arn.	130	+++				
Bell.	190	+				+++
Bry.	121	++	+	+		
Camph.	97	+				++
Carbo-v.	157	+				+
Cham.	149		+	+		++
Chin.	192	+				++
Cupr.	194	++				
Glon	132	+				
Hep.	116	+++				+
Ipec.	174					
Rhus-t.	123	+	+	+	+	+++

Miasmen in chronischen Arzneien

Mittel	Seite	Psora	Sykosis	Syphilis	Carcinosinisch	Tuberculinisch
Ars.	171	+	+	+++		
Aur.	165	+	+	+++		
Calc.	104	+++	+++	+++	+	++
Caust.	196	+	++	++	++	+++
Con.		++	+++	++		+
Graph.	109	+++	+	+	+	
Hep.	116	+++	+	+		
Kali-c.	114	+++		++		
Lach.	154	+	++	+		++
Merc.	162	+	+	+++		
Nat-c.	187	++	+		+++	
Nat-m.	99	+++	+	++	+	
Phos.	176	++	+	+++	+++	++
Puls	142	+++	+++		+	
Sanic.		+++	++	+	++	
Sep.	101	+++	+	+	++	++
Sil.	146	+	+++		+	+++
Sulph.	91	+++			(+)	(+)

Darstellung der Mittel

Einteilung:

Thema

Prozess

Merke

- **Allgemein**
- **Wichtige Eigenschaften**
- **Singuläre Symptome**
- **Krankheiten**

Die homöopathischen Mittel sollen hier in möglichst kurzer Form wiedergegeben werden.

Der Autor hat die Einteilung **Thema, Prozess** und **Merksymptome** gewählt.

Bei der Anamnese kann jeder Patientengeschichte mindestens ein Thema zugeordnet werden. Dieses Thema ist ein Kernpunkt des Prozesses der Krankheitsgeschichte.

Die hier dargestellten Arzneimittel-Prozesse sollten sich ohne große Mühe auf den Prozess des Patienten übertragen lassen.

Die Merksymptome stellen eine Auswahl aus der Fülle der Materia medica dar.

Sie illustrieren wesentliche Aspekte des Mittels, die für die Mittelwahl häufig entscheidend sind. Im Gegensatz zum Prozess stellen sie zwar eine Hilfe bei der Wahl der Arznei dar. Sie müssen jedoch nicht unbedingt anzutreffen sein.

Der Zusammenhang zwischen Mittel und Prozess am Beispiel:

Bei einem Thuja-Patienten muss der Prozess immer Thuja abbilden. Die Symptome aus dem Repertorium sollten Thuja darstellen. Die hier aufgeführten Merk-Symptome tun dies in einem idealisierten Fall. Aus eben diesem Grunde ist es nur sinnvoll, nach einer Anamnese homöopathische Mittel zu verordnen oder einzunehmen.

Bitte bedenken Sie, dass es neben den ausgewählten Symptomen noch Tausende andere gibt, die es nach einer Anamnese im Repertorium nachzuschlagen gilt.

Darstellung der Symptome

Häufig ist einem Symptom eine Zahl nachgestellt. Diese Zahl stellt die Wertigkeit des Symptoms dar.

Die Wertigkeit stellt die Häufigkeit und den Grad der Ausprägung von Symptomen dar.

Im Synthesis 8 / 9 und dem entsprechenden Computerprogramm RADAR gibt es vier Grade der Wertigkeit.

1 bedeutet ein-wertig

und entspricht einem selten auftretenden Symptom in geringer Ausprägung.

2 bedeutet zweiwertig und bedeutet entweder geringe Ausprägung und häufiges Vorkommen oder intensive Ausprägung und häufiges Vorkommen.

3 bedeutet dreiwertig und bedeutet häufiges Auftreten mit intensiver Ausprägung.

Erst in neuerer Zeit ist noch eine vierte Kategorie hinzugekommen: Sie stellt eine deutliche Steigerung des dreiwertigen Symptoms dar.

Die Gesamtheit der Arzneien (einschließlich ihrer Anzahl und Wertigkeit), die einem Symptom zugeordnet werden können, nennt man Rubrik. Neben sehr kleinen Rubriken, die nur ein Mittel enthalten, gibt es auch Rubriken, die sehr groß sind. So umfasst die Rubrik Fieber in RADAR 8 265 Arzneien, die Rubrik Kopfschmerzen 549 Arzneien. Diese Rubriken sind sehr wenig spezifisch und helfen kaum, um das Mittel der Entwicklung zu finden

S bedeutet singulär.

Das heißt, dieses Symptom wird nur durch ein einziges Mittel dargestellt

Liegt ein solches Symptom vor, ist es besonders spezifisch für dieses Arzneimittel.

2 / 4 bedeutet 2-wertig. Es gibt jedoch insgesamt vier Mittel zu diesem Symptom.

In anderen Worten, das Mittel zeigt eine deutliche Ausprägung bei gleichzeitig kleiner Rubrik.

Hinter einzelnen Symptomen finden sich häufig *kursiv dargestellte Bemerkungen*. Diese Bemerkungen sollen das Verständnis im Zusammenhang mit dem Prozess ermöglichen und sind nicht Zitate aus der Materia medica.

Fast alle Symptome sind aus Synthesis 8 / RADAR 8 zitiert. Gedankt sei hierfür Herrn Rosé vom Hahnemann Institut und dem Verlag Archibel.

2.4 Darstellung der Arzneien

In der Darstellung der ausgewählten Mittel wählt der Autor den Weg des Zusammenhanges.

Wie in dem eingangs von Lao Tse zitierten Vers möchte er von einem Ursprung aus die Vielfalt entwickeln.

In dieser kleinen und beschränkten Sammlung ist dies Psorinum. Psorin als Nosode des Krätzeabstrichs vereint schwierige Zusammenhänge und ist daher schwer zu verstehen und noch schwerer zu verordnen.

Zwar gibt es die Rubrik, gut gewählte Mittel helfen nicht. Dies soll den Leser jedoch nicht verleiten, schnell Psorinum zu geben, wenn eine Behandlung ohne Erfolg bleibt.

Psorinum ist vielmehr das tiefste Mittel und stellt einen ungeheuer breiten Prozess dar.

Ist es angezeigt, so hat der Autor mehrfach blutende Ekzeme gesehen, die sich binnen einer Stunde schlossen und die Konstitution eine andere war.

Ein schwaches und zierliches, asthmakrankes Kind entwickelte kurz darauf größten Appetit und war von einem Moment zum nächsten ein robustes, aber ruppiges Kind geworden.

Psor.

Psorinum

Nosode aus dem Krätzeabstrich

Thema

- Die scheinbar spurlose Integration eines anderen Anteils bleibt unsichtbar
  - Paradoxe Reaktion
    - Ein Vorgang, der bessern sollte, verschlechtert
    - Ein Vorgang, der verschlechtern sollte, verbessert
  - Inkompatible Anteil in einem Menschen
    - Verzweiflung, Ruhelosigkeit bei Hautausschlägen und unterdrückten Hautausschlägen
    - Unbegründete Sorgen

Prozess von Psor.

- Dieses Mittel ähnelt der Quadratur des Kreises:
- Es stellt das Leben in seiner ganzen Blüte (der Ausschlag, die Hautblüte) dar. Gleichzeitig erfasst es den Tod als logischen Endpunkt des Lebens. Dazwischen herrscht Verzweiflung.
- Totes, Leichen, Blut kann Psorin nicht ertragen. Er, der unendlichtief ist, mag nicht im tiefen Wasser schwimmen. Die Blüten der Haut treiben ihn zur Verzweiflung.
- Psorinum zeigt sich in Paradoxien: Ein Vorgang, der verbessern sollte, verschlechtert. Ein Vorgang der verschlechtern sollte, verbessert: So tritt einerseits Ohnmacht grade nach Wohlbefinden auf. Andererseits werden Kinder lebhaft, obwohl sie zuvor verdrießlich nicht schlafen konnten!
- Ist in diesem Fall (?) überhaupt eine Lösung möglich?
- Kann der Tod im Leben gelebt werden?
- Kann das Leben im Tod gestorben werden?
- Das Vereinbaren von Unvereinbarkeiten ist die Stärke eines solchen Menschen. Unmögliches aushalten. Den Bruch ertragen und das gebrochen sein in sich zu tragen.
- Dies alles macht klar, dass Psorinum nicht mit Philosophie spielt wie Sulphur, sondern selbst Philosoph hohen Ranges ist, vielleicht ohne sich dessen bewusst zu sein.
- Psora versteht geheilt das Leben. Er weiß um sein Schicksal und um das Schicksal anderer. Er weiß um die Unausweichbarkeit und er gibt sich in die Hand des Schicksals.

Merke zu Psor.

- **Allgemein**
  - ☐ **Verzweiflung** wegen seiner **existentiellen Situation** (Armut oder Angst vor Armut). Trockener übel riechender Ausschlag. **Verzweiflung** bei juckenden Hautausschlägen.
- **Wichtige Eigenschaften**
  - ☐ **Paradoxe Reaktionen:**
    - Ein Vorgang, der **bessern sollte, verschlechtert**:
      - Unterbrochene Atmung in frischer Luft 3s
      - Fühlt sich besonders gut vor der Ohnmacht 1s
      - Ein Vorgang, der **verschlechtern sollte, verbessert**:
      - Ungewöhnlich gesund, dann geht es ihm schlechter 3/8
      - Schlaflosigkeit bei verdrießlichen Kindern bis zum morgen, am nächsten Tag lebhaft 2s
- **Singuläre Symptome**
  - ☐ Atemnot, fahren verbessert 2s
  - ☐ Traurigkeit durch Jucken 3s
- **Krankheiten**
  - ☐ Angina pectoris und Zerebralsklerose
  - ☐ Wohl gewählte Arzneien wirken nicht

Sulph.

Sulphur

Schwefelblüte

In unserer Reihe steht Sulphur gleich neben Psorinum.

Es ist das am meisten psorische Mittel.

Wo Psorinum wegen der Widersprüche des Lebens verzweifelt ist und allein gelassen ohne Lösung einfach aushält, tritt Sulphur als Akteur auf den Plan.

Sulphur kann sich einerseits gegen das Schicksal stemmen, ist außen ganz stark wird daher innen immer schwächer.

Andererseits kann es sich von der kleinsten Woge einer quer treibenden Welle treiben lassen und wird zum Aussteiger.

Sehr der Wirklichkeit anhaftend oder ins Irreale abdriftend.

Thema

- Zu reaktionsfreudig:
  - ☐ Durch äußere Reize, Impulse entsteht ein neuer Prozess:
  - ☐ Außen stößt Innen zu stark an
    - Folge: Abwehrreaktionen, Blockaden
    - Folge: Baut sich seinen eigenen virtuellen Kontext
  - ☐ Ein neuer Prozess entsteht

Prozess von Sulph.

- Sulphur erscheint schmutzig und unreinlich nach Außen, dabei beschäftigt es sich mit Philosophie. Ist dies ein Widerspruch?

- Ich denke nicht. Es ist das Wesen von Sulphur. Sulphur lebt die Chaosfunktion in Gänze aus. Sulphur passt sich an das Chaos an und erscheint so in allerlei Farben schillernd.

- Anpassung nach außen schafft Druck im Inneren und führen zu einem Bild der Schwäche und der gestörten Körperprozesse. Sein Ausweg führt ins Irreale. So meint Sulphur, der Boden auf dem er steht, schwanke! Lumpen seien so schön wie Seide!

- Sulphur trägt das Wissen um das Chaos in sich und erscheint deshalb als Philosoph. Eigentlich will er sich um nichts als sich selbst kümmern, er will sich selbst leben. Dadurch wird Sulphur zum Aussteiger. Wenn wir um die Tragik der Existenz wissen, um Anfang und Ende, so hat Sulphur einerseits die erstaunliche Fähigkeit, den Prozess vollständig zu leben, in sich selbst zu integrieren einerseits, und andererseits ihn als Gegenstück vollständig an die Oberfläche zu bringen. Dies wusste Hahnemann, als er Sulphur als das wichtigste antipsorische Mittel bezeichnete.

Merke zu Sulph.

- **Allgemein**
  - ☐ Entweder **überangepasst und im System integriert** (gesellig, praktisch) oder total **unangepasst** als „Philosoph in Lumpen“ (nach Konstantin Hering).
  - ☐ **Eingriffe** (auch Operationen und Impfungen) **verträgt er nicht:** Abneigung gegen Waschen bei Kindern 3s, Waschen agg 3. Wirkt schmutzig trotz Waschen. Widriger Körpergeruch trotz Baden.
- **Wichtige Eigenschaften**
  - ☐ **Muss seinen eigenen Prozess leben!** Wirkt dabei egoistisch! **Wenn nicht:**
    - **Schwächezustand**: Mattigkeit, muss sich hinlegen, wenn er nicht häufig isst 2s
    - Brennender Schmerz der Teile, auf denen er nachts liegt 2s *Inhalte brennen unter der Haut*
    - Leeres Gefühl im Magen um 11 Uhr Essen amel. *schlucken*
    - Plötzliches Erwachen um 5 Uhr morgens durch Stuhlgang 3s *geschluckte Inhalte drücken*
    - Blutrote Körperöffnungen *der Eintritts- und Austrittsort entzünden sich*
  - ☐ **Erkennt andere Systeme nicht an:** Verweilt bei religiösen Spekulationen, Betrachtungen 3s, fragt: Wer hat Gott gemacht? 1s
  - ☐ **Braucht enormen Freiraum:** Verlangt das Öffnen von Türen und Fenstern.
- **Singuläre Symptome**
  - ☐ Lachen beim Einschlafen 1s, Lachen in einem heiteren Traum, lacht nach dem Erwachen weiter 2s *Inhalte kommen beim Übergang Tag-Nacht hoch.*
- **Krankheiten**
  - ☐ Ekzem
  - ☐ Entwicklungsstörungen bei Kindern
  - ☐ Druckproblematik
  - ☐ „Antipsoricum Hahnemanns“

Veratrum album und Campher

Wir sprachen von Sulphur als dem Aussteiger, einem, der ein System zu erkennen glaubt und nicht in diesem System mitspielen will.

Veratrum geht hier einen ordentlichen Schritt weiter: Es möchte, dass das System sich ihm unterordnet. Seine persönliche Entwicklung soll die Entwicklung eines großen Ganzen, wir können es auch Gott nennen, beeinflussen.

Die Symptome von Veratrum sind durch diesen überzogenen Anspruch gekennzeichnet.

Campher stellt vielleicht einen Gegenpol zu Veratrum dar. Campher sieht das „Große", die Entwicklung im Ganzen, und fühlt sich dabei ganz klein. Veratrum sieht sich groß, dabei ist es klein.

Verat.
Veratrum album
Weiße Nieswurz

Thema

- Fühlt sich von einer höhergestellten Macht herausgefordert
  - Glaubt, er könne die Gesetze des Systems bestimmen
  - Stellt sich über das System
  - Zerbricht an seinen Illusionen

Prozess von Verat.

- **Sulphur ist der Aussteiger, der das System imitiert. Durch dieses Trick kann sich Sulphur integrieren (vergleichen Sie die Rubrik: nach Impfungen 4), ohne sich wirklich zu integrieren. Sulphur bleibt also daneben wie unbeteiligt stehen, obwohl es den Anschein hat, es wäre Teil des Systems.**
- **Veratrum hat ein ähnliches Problem mit dem System. Es ist nicht einverstanden mit seiner Rolle oder Funktion in diesem Spiel. Es bezieht den großen Zusammenhang auf sich und wird dabei Größen-wahnsinnig.**
- **Durch die Verkehrung von Ursache und Wirkung sieht es sich selbst als Ursprung und will den Prozess in Gang bringen. Daher zerreißt es die Kleidung 3 und sieht sich selbst als Christus 2.**
- **Obwohl der Sinn für Realität bei Veratrum häufig sehr schwach ausgeprägt ist, nimmt es dennoch seine reale Position im System wahr. Es spürt den enormen Zwiespalt zwischen Anspruch und Wirklichkeit und zerbricht daran.**
- **In dem Maße, wie es sich mit der Realität konfrontiert, wächst der Druck und die Beschwerden.**
- **Nur im Irrealen kann Veratrum körperlich gesund sein.**

Merke zu Verat.:

■ **Allgemein**

- ☐ Fühlt sich mächtig, **dem Schöpfer/System ebenbürtig** und erleidet dabei einen **Schwächeanfall.** Wahnidee, er sei hochgestellt 2, sei Christus 3.
- ☐ Nimmt den Mund zu voll, unverschämt 4, dabei Erbrechen und Durchfall gleichzeitig (Cholera).
- ☐ **Sucht die Konfrontation, aber zerbricht daran:** Zerschneidet im Delirium die Kleidung 1s, zerreißt sie 2.

■ **Wichtige Eigenschaften**

- ☐ Qualvolle Angst mit kaltem Schweiß auf der Stirn 3s *Überforderungssituation psychisch.*
- ☐ Kollaps, Konvulsion mit Kälte 2 *als Folge der Überforderung.*
- ☐ Verlangen nach Eis 3, Durst auf kalte Getränke *Abkühlen ist notwendig*
- ☐ Verlangen nach Salz 4 *der Gewissheit*

■ **Singuläre Symptome**

- ☐ Religiöse Verzweiflung am Seelenheil bei unterdrückten Menses 3s, Menses schmerzhaft mit Kälte 3s.

■ **Krankheiten**

- ☐ Schwindel beim Aufrichten
- ☐ Schwerer Brechdurchfall
- ☐ Überreizungszustand
- ☐ Fixe Ideen

Camph.

Camphora officinalis

Kampfer

Thema

- Angst vor der Zukunft blockiert
  - □ Lebensgestaltung
  - □ Lebensprozesse
- Folge:
  - □ Ohnmacht
  - □ Schiss (Durchfall)

Prozess von Camph.

- **Veratrum hat seinen Bezug zur Wirklichkeit verloren. Weil es seinen „richtigen“ Platz oder „Weg“ im System nicht finden kann, ist es einem unlösbaren Zwiespalt ausgesetzt, der zu großem Druck mit Durchfall-Problematik führt.**
- **Campher steht hier Veratrum wie ein Spiegelbild gegenüber. Sein Sinn für die Realität ist zu klar. Ähnlich Arsen erkennt er den unbestimmbaren Lauf der Entwicklung. Im Gegensatz zu Arsen findet er keine Möglichkeit, dem etwas entgegenzustellen.**
- **Es handelt sich hier nicht um eine Hilflosigkeit wie bei Lycopodium, sondern eine Machtlosigkeit. Campher spürt die großen Herausforderungen des Lebens und versucht sich ohne wenn und aber zu stellen.**
- **Campher kommt nicht zum Angriff.**
- **Seine Angst blockiert den Prozess. Vitale Funktionen sind blockiert und führen zum Kollaps aus Panik.**

Merke zu Camph. :

- Allgemein
  - ☐ Kollaps
  - ☐ Plötzliches Erbrechen und Durchfall
- Wichtige Eigenschaften
  - ☐ Eiskalte Haut, will sich aber abdecken *es hat ihn kalt erwischt* (vergleiche kalter Wind agg. Acon.)
  - ☐ Bläuliches Gesicht 3
  - ☐ Pulsieren Hinterkopf, Stehen bessert 3s
- Singuläre Symptome
  - ☐ Gefühl, Wind blase auf die bedeckten Körperteile 1s. *Der Wind ist ein Symbol für Psora und Veränderung*
  - ☐ Verlangen bei trockener, kalter Haut, entblößt zu werden, aber Verlangen während Hitze und Schweiß, bedeckt zu sein 2s
- Krankheiten
  - ☐ Eine von Hahnemanns Choleraarzneien
  - ☐ Schock
  - ☐ Lungenentzündung
  - ☐ Perakuter Durchfall

Nat-m.

Natrium muriaticum

Steinsalz

Natrium muriaticum und Sepia sind wie zwei Geschwister. Ihr gemeinsamer Zusammenhang ist die spiegelbildliche Verschiedenheit.

Solche Gegensatzpaare finden sich bei genauem Studium der Materia medica häufiger. Sie sollen hier auch als Paare behandelt werden.

Natrium muriaticum ist das Mittel des eingeengt linearen Lebenswegs: Aus Furcht vor der Unbestimmbarkeit des chaotischen Lebens fixiert sich Nat-m auf seinen „idealen" Weg. Diesen Weg sucht es „verzweifelt". Hat es ihn gefunden, so wird es daran bis zuletzt festhalten.

Sepia ist das Mittel, das viele Pole oder Aspekte des Lebens leben „muss". Da Schuldgefühle jedoch häufig diese Vielfalt verbieten, erscheint Sepia genauso linear wie Nat-m: Die anderen Pole sind dann verdrängt oder ungelebt.

Hinter Sepia steckt also ein Mittel mit mehreren Gesichtern. Das wahre Sepia mag nur geheilt zu erkennen sein.

Die Vielfalt erscheint wie das Spiegelbild der Einfalt. Umgekehrt verbirgt sich in der Einfalt auch die Vielfalt.

Thema

- Ein Urtrauma blockiert die Verarbeitung von Leid
    - Folge: Das („programmierte") Leid der eigenen Lebensgeschichte kann nicht verarbeitet werden
    - Folge: Strategie zur Vermeidung von Leid (bei sich und bei anderen)

Prozess von Nat-m.

- **Auf die Geburt folgt zwingend der Tod. Der chaotische Bereich dazwischen, die Unbestimmbarkeit, Unwägbarkeit oder auch Unschärfe dieser Funktion kann Natrium muriaticum nicht ertragen.**
- **Deswegen konterkariert Natrium muriaticum Chaos mit absoluter Linearität, Unwägbarkeit mit Berechung. Schon früh sucht sich Natrium muriaticum eine Linie, oder auch einen Weg, wie die Chinesen sagen. Die spezifische Antwort von Nat-m auf Chaos ist Linearität.**
- **Wie bei Calcium carbonicum kann Linearität, im Sinne einer hohen zeitlichen Ordnung nur durch großen Druck erreicht werden. Chaotische Lebenssituationen werden durch Druck, Schlucken, geglättet, das heißt, äußeres Chaos wird in den eigenen Lebensprozess integriert.**
- **Zunehmend stellt sich bei diesem Mittel eine Diskrepanz zwischen den eigenen Vorgaben und der chaotischen Realität des Lebens ein. Nat-m. zerbricht langfristig im Inneren, wenn es die Linearität nach Außen durchziehen kann, oder im Äußeren, wenn die Chaosfunktion die Lebensplanung zerschellen lässt.**

Merke zu Nat-m.

- **Allgemein**
  - ☐ Kann **negative Erfahrungen oder Gefühle** nicht verarbeiten: Beschwerden durch eine alte Enttäuschung 4 und Hass 4
  - ☐ Trost agg. 4
- **Wichtige Eigenschaften**
  - ☐ Plant alles im Voraus 1s *Die Kompensation*
  - ☐ Hartnäckige Gedanken abends 2/5 *Das unbestimmbare des nächsten Tages quält*
  - ☐ Verlangen nach Salz 4 *Salz steht für Gewissheit*
  - ☐ Verlangen nach Teigwaren, Brot *Gemahlen wie genau verarbeitet*
  - ☐ Abneigung gegen die Anwesenheit Fremder beim Urinieren 4/3
- **Singuläre Symptome**
  - ☐ Aufgesprungene Hände 3s, um die Fingernägel herum 3s
  - ☐ Menses spärlich bei Mädchen 3s
- **Krankheiten**
  - ☐ Ekzem
  - ☐ Asthma

Sep.
Sepia
Die Tinte des Tintenfisches

Thema

- Das Wechselspiel verschiedener Anteile mit drohenden Auseinanderbrechen
    - ☐ Gefahr: in physiologischer Bruchsituation
    - ☐ Abwehr: der Penetration
    - ☐ Intakt: Ganz alle Anteile leben

Prozess von Sep.

- **Ein sehr psorisches Mittel, das den bipolaren Teil des chaotischen Grundprozesses darstellt. Sepia kann sich nicht in der Mitte finden, steht daher in krassen Gegensatz zu Natrium muriaticum, das sich nur in der Mitte definieren kann. Natrium muriaticum stellt in Bezug auf die Chaosfunktion also den Gegenpol, oder einen Gegenzustand von Sepia dar.**
- **Sepia hat die Tendenz einen seiner häufig zwei Anteile zu leben und den anderen Anteil zu unterdrücken. Die blockierte Entwicklung einer Seite führt zu Krankheitssymptomen ebendieser Seite. Gelebte Sexualität kann Sepia nicht mit geliebten Kindern in Einklang bringen. So unterdrückt es auf der einen Seite Sexualität, die Scheide ist trocken, der Koitus schmerzhaft aber erzieht liebevoll die Kinder. Auf der anderen Seite lebt es die Sexualität exzessiv aus, kann aber mit de Familie nichts anfangen und hat entsprechende Symptome, wie Beschwerden nach der Schwangerschaft.**
- **Die Tendenz zur Bipolarität zeigt die Affinität des Mittels zu Phasenprozessen, wie die Mondphasen, Mensesphasen, zur Sexualität und natürlich zu den Lebensphasen an sich.**
- **Gesund muss Sepia auf beiden Polen seiner Funktion leben. Nur beide Pole ergeben eine Ganzheit mit gesunden Funktionen.**

Merke zu Sep.

- **Allgemein**
    - ☐ Wirkt **gefühllos**, dabei wird Gefühl nicht gelebt, sondern **verdrängt.** Gleichgültig gegen ihre Kinder und Verwandte 4.
    - ☐ Alleinsein amel. 4 Trost agg. 4
- **Wichtige Eigenschaften**
    - ☐ **Ambivalent**
        - Psychisch widersprüchlich
        - Abneigung gegen Koitus bei der Frau 3
    - ☐ **Phasenbezug:**
        - Während Menses, während Mondphasen, in der Schwangerschaft 3, nach der Schwangerschaft 3
        - Vormittags agg. 3
    - ☐ Hat die eigene **Mitte verloren.** Auseinanderfallen der Ganzheit:
        - **Leere 3**
        - Risse in (der Mitte 2) der Unterlippe 3 *wie gespalten*
        - Kugelgefühl im Enddarm 3 *Herabdrängen*
        - Steingefühl in der Blase 3
        - Schweregefühl des Uterus 3, Verlagerung des Uterus 3
        - Rückenschmerz, durch harten Druck amel. 3 *Harter Druck hält zusammen!*
- **Singuläre Symptome**
    - ☐ Knisterndes knackendes Gefühl im Kopf als würde etwas zerbrechen 1s *das Thema: sich ganz leben ohne zu zerbrechen!*
- **Krankheiten**
    - ☐ Beschwerden nach der Schwangerschaft 3
    - ☐ Wechseljahresbeschwerden
    - ☐ Fehlende Libido bei trockener Scheide 3, Koitus schmerzhaft 3
    - ☐ Psychosomatische Beschwerden, Colitis ulzerosa, M. Crohn (verdrängte Inhalte)

Calcium carbonicum und Lycopodium clavatum

Das nächste Geschwisterpaar sei gleich angefügt.

Bei Calcium carbonicum und Lycopodium geht es um Entwicklung an sich.

Die Themen beider Mittel sind eng verwandt.

Calcium carbonicum kann den Verlust der Urgeborgenheit nicht verwinden und sucht daher Geborgenheit, indem es die Entwicklung zurückzudrehen versucht.

Lycopodium clavatum spürt nach der Geburt, also auch mit Wegfall der Urgeborgenheit, wie unbedeutend er ist und schlägt den Weg der forcierten, beschleunigten Entwicklung ein.

Beide Mittel sind hochsykotisch:

Calcium schafft sich neue Hüllen, damit es sich ungestört, wie behütet entwickeln kann. Vergleichen Sie hier bitte die Perle, die unter der Austernschale reift oder denken Sie an das „homöopathische“ Ei: Die Eischale schützt, behindert aber auch die Entwicklung.

Lycopodium, an sich ein unsicheres, manchmal auch feige genanntes Mittel, wird stark unter einem Netz an Beziehungen.

Beide Mittel können sich sehr gleichen. Calcium kann aus seiner Angst heraus unter großen Druck enorme Leistungen vollbringen und Spitzerpositionen erreichen. Lycopodium ist der „Überflieger“, der jedoch Etappen überspringt.

Calc.

Calcium carbonicum

Austerschalenkalk

Thema

- Urvertrauen in die „eigenständige" Entwicklung gestört
  - ☐ Entwicklung nur mit Hülle/Sykosis alias Austernschale möglich (vergleichen Sie hier bitte Calc. und das homöopathische Ei)
  - ☐ Schutzlos ohne Hülle
    - Fühlt sich hilflos dem Chaos ausgesetzt
  - ☐ Kompensation durch Druck
    - Starrsinnig
    - Harmonisiert
    - Schluckt
  - ☐ Schafft sich Ersatzhüllen
    - Hohle Warzen
    - Ekzeme

Prozess von Calc.

- Calcium carbonicum ist sich der vollen Tragweite der menschlichen Chaos-Funktion voll bewusst. Gleich zu Beginn seiner Existenz spürt es um sein Ende. Es macht sich so beharrlich auf den Weg, da es spürt, dass jede Abweichung ihn dem Ende, dem Verderben näher bringen kann. Derjenige der sich so schutzlos dem Leben ausgesetzt sieht, sehnt sich nach nichts anderem, als der Geborgenheit. Der Ort seiner Geborgenheit, sein eigener Magen ist der Schwachpunkt. Das Ei als Symbol der Ei-n-heit, oder auch Ganzheit gibt ihm unbewusst einen Teil der Sicherheit. Seine Sehnsucht ist die Ordnung, die er unter großen Druck herzustellen versucht. Dabei ist ihm Chaos im Inneren und äußeren unerträglich. Seine Schwachpunkte sind die Chaotischen Momente des Lebens: Die Menses, Koitus und andere Umbrüche, wie die Sonnenwende und der Vollmond führen zur Verschlechterung oder zur Produktion von Symptomen.

- Calcium carbonicum braucht seine Hülle. Unter ihrem Schutz kann es sich gut entwickeln. Die Hülle macht es aber auch träge und starr. Fühlt sich der Prozess schutzlos, so produziert er „Ersatz"-Hüllen. Dazu zählt der dicke Bauch des Calcium-Kindes oder auch die am ganzen Körper verteilten hohlen Warzen.

- Zusammengefasst verfolgt Calcium carbonicum eine Strategie zur Vermeidung von Chaos. Er vermeidet nicht Brüche wie Natrium muriaticum oder weicht der Konfrontation aus wie Sulphur, sondern will den chaotischen Anteil des Prozesses beherrschen. Dies kann nur unter größter Aufmerksamkeit, Beharrlichkeit und extremer Anpassung an widrige Situationen geschehen. Bitte vergleichen Sie hierzu das dicke starrsinnige Kind.

- Folglich spielt die Chaosfunktion zunehmend in die Existenz von Calcium carbonicum hinein, so dass er endlich glaubt, den Verstand zu verlieren.

Merke zu Calc.

- **Allgemein**
  - ☐ Ein Mittel vielfältiger Ängste. Die **Grundangst vor der chaotischen, unkontrollierbaren Entwicklung** zeigt sich in seiner **Angst verrückt zu werden.** Höhenangst, Angst vor Dunkelheit, Geistern, Ratten, Tod.
  - ☐ **Angst vor Krankheit und verzweifelt an der Genesung.**
  - ☐ Angst nach dem Hören von Grausamkeiten 2s, der Anblick von Grausamkeiten ist unerträglich 2s
- **Wichtige Eigenschaften**
  - ☐ **Kopfschweiß** 3, nachts 3, im Schlaf 3 *Drucksymptom*
  - ☐ Verlangen nach hart gekochten Eiern, nach Eiern *Symbol der Sykosis, vergleichen Sie bitte das homöopathische Ei*
  - ☐ Schwerhörig in der Kindheit 1s, Nasenpolypen 3
  - ☐ Das eigensinnige, starrköpfige Kind mit Neigung zum Dickwerden 3s Würgen nach Milch 2s,Abneigung 2 und Verlangen 2 von Milch
  - ☐ Atemnot durch Treppensteigen
- **Singuläre Symptome**
  - ☐ Wahnidee, andere würden ihre Verwirrung bemerken 3s
- **Krankheiten**
  - ☐ Ein großes Kindermittel, das wichtige Etappen der Kindheit begleitet (Zahnung, Polypen, schulische Probleme)
  - ☐ Ekzem
  - ☐ Asthma

Lyc.

Lycopodium clavatum

Sporen des Bärlapp

Thema

- Fehlendes Urvertrauen in die spontane Dynamik:
- Daher Akzeleration der Entwicklung
  - ☐ Folge: Fehler in der Entwicklung durch Überspringen von Entwicklungsschritten
  - ☐ Folge: Druckproblematik (overachiever)

Prozess von Lyc.

- **Während Calcium carbonicum, kaum auf der Welt, sein eigenes Ende und Verderben nicht mehr aus den Augen verlieren kann, ist Lycopodium der anderen Seite des Prozesses, dem Anfang verhaftet (wie gebunden). Es ist sich dessen allzu sehr bewusst. Es weiß, dass Leben Entwicklung von einem Punkt aus bedeutet. Je größer die Entwicklung, desto mehr steigt die Sicherheit von Lycopodium.**
- **Deshalb möchte Lycopodium Entwicklung erzwingen. Eine existentielle Angst, immer am Beginn der Entwicklung haften zu müssen, verleiht ihm Riesenkräfte. Niemand darf sich in den Weg stellen. Nur er allein darf es bestimmen. So groß ist seine Not.**
- **Dabei überfordert sich Lycopodium ständig. Weil es nicht verstehen kann, dass Entwicklung spontan ist, lebt es das ganze Leben beschleunigt und altert vorzeitig.**

Merke zu Lyc.

- **Allgemein**
  - ☐ Das Mittel der Tat, des Willens, der **rechten** Seite.
  - ☐ Gefühl der Hilflosigkeit, schüchtern *grade deswegen* ***muss er es tun.***
  - ☐ **Diktatorisch** 3
  - ☐ Verträgt keinen **Widerspruch** 3, dabei Abneigung zu streiten
  - ☐ **Anerkennung** braucht es. Weint, wenn ihm gedankt wird 3s
  - ☐ 16-20.00 agg. 3 *Die Zeit der Tat! Nach dem Aufwachen ebenfalls agg.*
- **Wichtige Eigenschaften**
  - ☐ Schreibt Worte, Silben falsch 2, lässt Buchstaben aus 2, stellt sie um 2
  - ☐ Impotenz, vorzeitiger Samenerguss, keine Erektion während Koitus *Ein großes Verlangen ohne den eigentlichen Akt*
  - ☐ Geblähter Bauch, aufstoßen bessert
  - ☐ Husten rasselnd 2, *der Aufmerksamkeit erweckt*
  - ☐ Verlangen nach Süßem 3 *die Ersatzbefriedigung*
- **Singuläre Symptome**
  - ☐ Abneigung gegen Essen, bis er es probiert, dann hat er Heißhunger 3s
  - ☐ Obstipation, wenn fern von zuhause 2s
  - ☐ Abends vor dem Schlafen überwältigender Husten, als würde der Kehlkopf von einer Feder gekitzelt 3s
- **Krankheiten**
  - ☐ Kindermittel, da es Störungen an wichtigen Etappen der Entwicklung darstellt (3-Monatskoliken, rasselnder Husten…)
  - ☐ Großes Anti-Psorisches Mittel: Ekzem, Ängste…..

Graphites und Zincum

Zwei weitere gegensätzliche Mittel sind Graphites und Zincum.

Beides sind psorische Mittel: Sie betreffen also den Prozess oder die Entwicklung an sich. Sie haben nicht die Fähigkeit zu verbergen (sykotisch). Sie stellen sich ihrem Schicksal.

Graphites ist die Kämpfernatur. Es setzt eigenen Anteil auch in einem widrigen äußeren Umfeld durch.

Zincum kann sich nicht durchsetzen. Es nimmt vielmehr Äußerungen zurück und kann daher schwer krank werden.

Graph.
Graphites
Reissblei

Thema

- Extreme Verletzlichkeit bei großer Offenheit
  - Verhornung und Verhärtung
    - Als Schutz- und Abwehrmechanismus
    - Zur Befriedung fremder Anteile

Prozess von Graph.

- Was verbirgt sich hinter Stärke? Was ist die andere Seite von Melancholie? Psora bedeutet unterschiedliche Ausprägung EINES PROZESSES im Laufe eines Lebens. Ein Prozess, viele Gesichter.
- Wenn Sie dies verstehen, so verstehen sie Graphites. Eine Seite dieses Mittels zeigt sich in vielen Hautsymptomen: Nässende Ekzeme, Risse an vielen Körperstellen. Geschwüre, Abszesse, Brustkrebs in alten Narben.
- Die andere Seite ist ein extrem empfindlicher Mensch, in der Art wie Phosphor. Anstatt zu fühlen und sich einfach treiben zu lassen, muss Graphites reagieren.
- Graphites schwimmt nicht auf den Wellen des Meeres mit, sondern sucht sich seinen eigenen Weg. Hier zeigt sich eine Parallele mit Calcium, das sich großem Druck aussetzt, aus Angst vor dem Tod, dem Untergang.
- Graphites hat nicht diese philosophische Dimension. Es leidet an der Verletzung an seinem sensibelsten Punkt, vielleicht einem Kindheitstrauma. Graphites verkörpert das Paradoxon: Innen schwach Außen stark und steht damit direkt neben Sulphur.
- Hinter Graphites steht die Potenz zu einem GROSSEN Menschen, mit der Fähigkeit zu vergeben und ein „gutes" Leben zu führen, trotz tiefer Verletzungen. Es ist vielleicht das menschlichste aller Mittel, auf die Art wie es Psora lebt.

Merke zu Graph.:

- **Allgemein**
  - ☐ **„Feinhäutige“** Menschen, die sich eine **„dicke“** Haut zulegen. Hinter dieser „Fassade“ erscheinen sie langsam, traurig und unentschlossen.
- **Wichtige Eigenschaften**
  - ☐ Risse der Haut, hinter den Ohren
  - ☐ Hautausschläge mit gelben, klebrigen honigähnlichen Absonderungen
  - ☐ Deformierte, dicke harte Nägel
  - ☐ Weint bei Musik
- **Singuläre Symptome**
  - ☐ *Der Ort des Gefühls, die Brust deutet auf eine tiefe Verletzung hin.*
    - Schweiß des Brustbeines 3s, morgens 3s
    - Brustkrebs in alten Narben 3s
    - Bläschen an der Brustwarze 2s *Der sensibelste Bereich*
  - ☐ *Die geschluckten „Anteile“ alias Verletzungen drängen nach oben, wenn die Hüllen fallen! Der Hautausschlag erfüllt eine Funktion. Wird er unterdrückt, so droht massive Verschlechterung!*
    - Würgen beim und nach dem Gehen im Freien 1s
    - Kopfausschläge mit Schuppen, Waschen amel. 3s
- **Krankheiten**
  - ☐ Ekzem, Übergewicht = die „dicke“ Haut
  - ☐ Depression
  - ☐ Traumata aus der Kindheit

Zinc.

Zincum metallicum

Zink

Thema

- Offenheit führt zur Reizbarkeit und Überstimulation
  - Eigene Impulse und Ausprägungen sind schwach und werden zu schnell zurück genommen

Prozess von Zinc.

- **Außen beeinflusst Innen. Graphites hat die Potenz seinen Prozess auch in einem widrigen Umfeld voran zu bringen: Traumata hinterlassen zwar Spuren, die Entwicklung bleibt jedoch stabil. Zincum steht hierzu in krassen Gegensatz: Außen stößt Innen über die Maßen stark an. Der Prozess an sich hat nur eine schwache Potenz / Neigung sich auszuprägen. Zincum nimmt leicht Äußerungen zurück. Darunter leidet der Prozess in seiner Entwicklung. Diesen Umstand finden Sie im Repertorium in der Rubrik: Beschwerden durch unterdrückte „Äußerungen, wie Hautausschläge...". Hierin sind alle psorischen Mittel vertreten.**
- **Neben Zincum seien hier Sulphur und Silicea hervorgehoben: Sulphur ist das Mittel des Prozesses an sich. Silicea nimmt Äußerungen zurück, weil es sich nicht in seiner wahren Gestalt zeigen kann und will.**
- **Wo sich Graphites stark zeigt, offenbart sich also Zincum als schwach. Hautausschläge führen nach Hering nicht zu einer Stabilisierung, sondern hemmen auf der psychischen Ebene, indem sie bewusstlos machen. Verdrängung von Gefühlen, aber auch von Ekzemen führt zu Schlafwandeln, Schlafbeschwerden und Lähmungen.**
- **Fassen wir die Eigenschaften zusammen, so stellen wir fest, dass sich extreme Offenheit (Phosphor) zu größter Empfindlichkeit gesellt. Dies führt zu einer Prägung und Veränderung des Prozesses in der Tiefe. Wie bei Aurum und Phosphor hat Zincum auch einen starken sexuellen Impuls, wenngleich dieser an die Blockade der Äußerung geknüpft ist: Das Kind fasst sich beim Husten an die Genitalien. Muss sich beim Husten an den Hoden festhalten. Dieser Impuls wird nicht regelrecht ausgedrückt, sondern zeigt sich in einer ausgedrückten Neigung zur Masturbation, ausgelöst durch Jucken der Genitalien.**
- **Die Fähigkeit sich auszudrücken und zu produzieren ist gestört.**

Merke zu Zinc.

- **Allgemein**
  - ☐ **Äußere Reize führen zur Rücknahme eigener Äußerungen:** Unterdrückung von Hautausschläge verursacht Lähmungen 2, Schlafbeschwerden 2
  - ☐ Die eigene Entwicklung nimmt dadurch Schaden
- **Wichtige Eigenschaften**
  - ☐ Wein agg. 3 *sollte eigentlich lösen*
  - ☐ Harnverhaltung, nach hinten gebeugtes Sitzen amel. 2s *vergleiche Harn lösen*
  - ☐ Muss sich ständig bewegen *als Zeichen nicht ausgeprägter Impulse! Das heißt: die Bewegungs-Unruhe ist Folge eines unvollständig entwickelten Prozesses*
  - ☐ Ruhelosigkeit der Beine / Unterschenkel / Füße 3 im Bett 3, im Sitzen 3, nachts 3
- **Singuläre Symptome**
  - ☐ Unempfindlichkeit der Haut nach unterdrückten Hautausschlägen 2s
  - ☐ Bewusstlosigkeit, wenn Hautausschläge langsam erscheinen 3s
- **Krankheiten**
  - ☐ Restless-legs Syndrom
  - ☐ Schwache Nerven, leicht beeindruckbar

Kalium carbonicum und Hepar sulphuris

Kalium carbonicum und Hepar sulphuris stellen blockierte Entwicklungen dar.

Beide Mittel sind daher gespannt und gereizt.

Bei Kalium ist die Ursache eine existentielle Angst vor dem Ungewissen (Tod) ähnlich Calcium carbonicum. Diese Angst lähmt weiteren Fortschritt.

Bei Hepar wird der Prozess von Außen blockiert. Daher sein berühmtes „Splittergefühl" und die Angst vor Bienenstichen.

Kali-c
Kalium carbonicum
Kaliumcarbonat

Thema

- Urangst vor dem Verlust der eigenen Integrität führt zur Abwehr der potentiellen Veränderung
  - ☐ Folge: Überspanntes Zusammenhalten und Kontrollieren
  - ☐ Eindringende Inhalte und Veränderungen verschlechtern
  - ☐ Zerstörter Ausscheidungsmechanismus (Mund, Blase, Niere)

Prozess von Kali-c

- **Prozess bedeutet Voranschreiten von einem Punkt zum nächsten. Dieser Fortschritt bedeutet Veränderung: Veränderung im Inneren wie im Äußeren!**
- **Genauso wie Sulphur ist Kali-c. sehr auf seinen eigenen Prozess fixiert. Es möchte ihn völlig selbst bestimmen! Da es weiß, dass es Teil eines Systems ist, hält es ihn lieber an, als dass es sich treiben ließe.**
- **Vergleichen sie wieder die Wellen im Meer. Wer könnte sich vorstellen, dass eine Welle für sich allein bestehen könnte? Kalium schließt sich deswegen extrem nach Außen ab.**
- **Den Fluss unterbinden, heißt auch Ausscheidung vollständig unterbinden!**
- **Den Fluss unterbinden bedeutet alle Inhalte, die stören, wegzuschließen. Diese Inhalte kommen dann in der Zeit fehlender Kontrolle unvermittelt hoch. Hieraus erklärt sich, dass Kalium carbonicum das Mittel der tiefen Nacht, also 3 Uhr ist.**

Merke zu Kali-c

- **Allgemein**
  - ☐ **Panikartige Angst vor jeder Veränderung:** Furcht vor Krankheit 3, Auffahren durch Geräusche 4 *kann eine Veränderung ankündigen*
  - ☐ Wahnidee es sei ein Abgrund hinter ihm 2s
- **Wichtige Eigenschaften**
  - ☐ **unbewusste nicht verdaute Inhalte drücken:**
    - Erwachen 2-4 Uhr 3 *durch Beschwerden* Asthma agg. 2-4 Uhr
    - Stöhnen, Fieber 3 Uhr
  - ☐ **Ausscheidung blockiert**:
    - Verzögertes Urinieren, muss davor lange drücken ehe es fließt, je mehr er drückt desto geringer der Abgang 2
    - Schwellung Oberlid, zwischen den Augenbrauen
- **Singuläre Symptome**
  - ☐ nach der Schwangerschaft 3s ***nach** der Veränderung*
- **Krankheiten**
  - ☐ Nierenerkrankungen,
  - ☐ Chronische Sinusitis (wie Kali-bi.= Kalium bichromicum)

Hep.

Hepar sulphuris

Kalkschwefelleber

Thema

- Eine tiefe Verletzung blockiert den Prozess, die Entwicklung
  - Folge 1 : Es steckt wie ein Splitter
  - Folge 2 : vitale Blockade
    - Krupp
    - Panik
  - Folge 3: Ersatzentwicklung:
    - Überschießende Aggressivität

Prozess von Hep.

- **Hahnemann nennt dieses Mittel in den Chronischen Krankheiten in einem Atemzug neben Sulphur. Genauso wie Sulphur ist es ein Mittel, das den psorischen Prozess an sich abbildet.**

- **Beide Mittel reagieren äußerst leicht. Sulphur hat die Fähigkeit, das System zu imitieren sich aber nicht zu integrieren. Bei Hepar führt jede Reaktion mit Außen zu einer teilweisen tiefen Blockade des Prozesses, oder auch der Entwicklung. Ein Abszess unter der Haut steht für das Unvermögen fremde Inhalte zu integrieren, assimilieren und dennoch nicht abstoßen zu können. Sie stecken schmerzhaft wie ein Splitter.**

- **Daher kommt auch die große Angst vor Verletzung, vor Stichen, vor der Veränderung (Wind, Wetter). Hepar spürt das Ausgeliefertsein, hier seine Nähe zu Psorinum.**

Merke zu Hep.

- **Allgemein**
  - ☐ **Große Verletzbarkeit** mit großer Furcht vor Verletzung.
  - ☐ **Überempfindlich** für Schmerzen, gegen Berührung
  - ☐ Empfindlich gegen Luft, kalte Luft: *Luft symbolisiert Bewegung und Veränderung*
- **Wichtige Eigenschaften**
  - ☐ Hauptreaktionen *eher heftig*
    - Gereizt, ein kleiner Anlass führt zum Wutausbruch:
      - Droht Ehefrau und Kinder zu töten 2s: *Zeichen des Affektstaus*
    - Möchte Dinge anzünden 4 . *provoziert den Prozess*
    - Tendenz bei geringfügiger Verletzung Abszesse zu bilden
  - ☐ Unterdrückung der Reaktion:
    - Beschwerden durch unterdrückte Abszesse, *der Prozess kommt nicht mehr an die Oberfläche*
    - „splitter-artige Schmerzen im Hals *Ein Stachel bleibt in der Tiefe stecken!*
    - Krupp-Husten *ab-würgen des Prozesses würgt ab!*
- **Singuläre Symptome**
  - ☐ Furcht vor Bienen 2s, Wespen 1s
  - ☐ Voller Sorgen, wenn allein 1s *in diesem Moment wäre er besonders angreifbar*
- **Krankheiten**
  - ☐ Hauterkrankungen
  - ☐ Krupp

Staphisagria

Wo bei Kalium carbonicum und Hepar sulphuris der "ganze" Prozess gehemmt ist, geht es bei diesem Mittel nur um einen Ausschnitt der Entwicklung:

Sein Gefühl von Korrektheit und Anständigkeit hemmt bei Staphisagria die Entwicklung des aggressiven, männlich sexuellen Anteils nach **Außen.** Da dies auch ein psorisches Mittel ist, finden sich Impulse der ungelebten Aggressivität im Inneren oder in den Mustern der Entwicklung.

Staph.

Staphisagria

Rittersporn

Thema

- Gestaute Sexualität / Gefühle durch hohe moralische Anforderungen

Prozess von Staphisagria

- **Wie kann man Ritterlichkeit und Ehrenhaftigkeit mit der eigenen chaotischen Existenz in Einklang bringen?**
- **Dies ist für Staphisagria eine Frage von existentieller Bedeutung. Staphisagria erträgt nicht das unkontrollierte Im-Puls-hafte des eigenen Lebens. Niemals darf ein anderer Leid durch es erfahren. Es hält den Geschlechtsakt für einen Akt der Gewalt.**
- **Daher lässt es impulshafte Emotionen nicht zu. Diese dürfen sich nicht wie die Wellen des Meeres am Strand brechen und ihre Energie kann daher nicht abebben. Sie wird vielmehr nach Innen zurückgeworfen und beeinflusst Funktionen an anderer Stelle.**
- **Staphisagria ist einerseits niemals zornig und erleidet auf der anderen Seite Beschwerden durch Kränkung mit Entrüstung.**
- **Ungelebte Impulse entladen sich ruck- oder stoßweise oder hemmen den Lebensprozess in vielen Bereichen. Bitte vergleichen Sie hierzu, dass es bei Staphisagria zu Angst durch unterdrückte Sexualität kommt.**
- **Betrachtet man das Wesen dieses Mittels, so wird schnell klar, dass dieses Mittel einen Stillstand in der Entwicklung darstellt. Während bei Ignatia die frühkindliche emotionale Reifung betroffen ist, so verharrt Staphisagria auf einem frühpubertären Reifestand. Bei Lilium tigrinum handelt es sich um einen postpubertären Gegenpol zu Staphisagria.**

Merke zu Staphisagria:

- **Allgemein**
  - ☐ **„Ritterlichkeit“ unterdrückt das *„gemeine“* Gefühl.**
    - Angst durch unterdrücktes sexuelles Verlangen 3s
- **Wichtige Eigenschaften**
  - ☐ **Verletzungen können nicht verarbeitet werden:**
    - Beschwerden durch Kränkung mit Entrüstung 4s
    - Harndrang bei frisch verheirateten Frauen 3s
    - Wirft mit Gegenständen um sich, nach Personen, die ihn beleidigen 4s
    - Selbstverleugnung 1
- **Singuläre Symptome**
  - ☐ Niemals zornig 1s A*ggressionshemmung*
- **Krankheiten**
  - ☐ Nach Operationen, die *Schnit*tverletzung *verkraftet nicht die Grenzüberschreitung(vergleiche Sie Arn. Das stumpfe Trauma)*
  - ☐ Ekzem
  - ☐ Gerstenkorn

Bryonia alba und Rhus toxicodendron

Die beiden folgenden Mittel beschreiben Schmerzen als Folge einer blockierten Entwicklung.

Bryonia hält fest und stemmt sich gegen den äußeren Fluss. (Vergleichen Sie bitte mit Kali-c.)

Rhus toxicodendron verträgt äußere Einwirkungen nicht und blockiert daher. (Vergleichen Sie bitte mit Hepar sulphuris.)

Cocculus

Cocculus ist von der Entwicklung Bryonia ganz ähnlich. Cocculus schaut nicht auf seine eigene Entwicklung, sondern hat andere und deren Schicksal im Auge. Dies erträgt Cocculus nicht und stemmt sich dagegen.

Bry.

Bryonia alba

Weiße Zaunrübe

Thema

- Erzwingen einer Entwicklung durch Druck und Kontrolle führt zum Erstarren des Prozesses
- Folge
  - Trockenheit
  - Hohes Fieber
  - Blockaden (heftige Schmerzen, geringste Bewegung verschlechtert)
  - Überschießende gegenläufige Tendenz (die schwere Grippe)
- Unterdrückung
  - Der äußeren Entwicklung
  - Der eigenen inneren Entwicklung
  - Unterdrückte Äußerungen:
    - Hautausschlag
    - Nasenbluten
    - Verstopfung

Prozess von Bry.

- **Bryonia spürt sich als Prozess im übergeordneten System wie eingekeilt. Die Rahmenbedingungen verändern sich sprunghaft. Eigentlich gälte es fließend, gleichsam schwimmend, den Entwicklungen zu folgen. Bryonia kennt und erkennt diese übergeordnete Entwicklung nicht an. Ähnlich Causticum hält es an seinem System fest. Es möchte zwar sein System nicht der Umgebung aufzwingen, den Sinn des Wandels an sich erkennt es jedoch nicht.**
- **So kommt es, dass sich Bryonia gegen die Umgebung stemmt. Doch was könnte ein Sandkorn unseres Strandes gegen die immer wiederkehrenden Wellen ausrichten. Ist es nicht ein ungleicher Kampf?**
- **Bryonia stellt sich auf diesen Kampf voll und ganz ein. Es ist ganz Disziplin. Muster und Fraktale dieser Anspannung ziehen sich durch das gesamte Arzneimittelbild.**
- **Geheilt wird sich Bryonia gleiten lassen ohne seine Fähigkeit zur Disziplin zu verlieren. Bryonia wird dann der „Schulmeister“ oder „der“ Wirtschaftsführer.**

Merke zu Bry.

- **Allgemein**
  - ☐ Eine extreme **Drucksituation** erfordert höchste Disziplin und **Gegendruck:** Druck verbessert 3!
  - ☐ Eine Abweichung kann nicht toleriert werden: Selbst die geringste Bewegung verschlechtert 3.
  - ☐ Die Anspannung zeigt sich in großer Reizbarkeit, möchte allein gelassen werden.
- **Wichtige Eigenschaften**
  - ☐ Extremster Durst, auch nachts *als Symbol der Starrheit*
  - ☐ Trockenheit aller (Schleim-)Häute *Aus-trocknen*
  - ☐ Verstopfung mit sehr hartem und trockenem Stuhl wie verbrannt *als Folge des Drucks*
  - ☐ Stechender Schmerzcharakter an (Schleim-) Häuten *als Folge der Anspannung*
  - ☐ Berstender Schmerz
- **Singuläre Symptome**
  - ☐ Trinken verbessert 1s *es kommt in Fluss*
  - ☐ Heiße Milch verschlechtert 1s
  - ☐ Sprache delirös vom Geschäft 3s, Furcht vor Armut 3
- **Krankheiten**
  - ☐ Hautkrankheiten als Ventil im schwierigen geschäftlichen Umfeld.
  - ☐ Rippenfellentzündung
  - ☐ Grippe nach Überlastung

Rhus-t.

Rhus toxicodendron

Giftsumach

Thema

- Offenheit für Außen (Wetter / Beziehungen) verursacht:
  - ☐ Blockierungen (Steifheit / Stillstand) im Inneren
  - ☐ Blockade emotionaler Äußerungen

Prozess von Rhus-t.

- **Rhus toxicodendron kommt Tuberculinum sehr nahe. Tuberculinum geht es nach Reisen besser, gleichzeitig hat es Verlangen nach Reisen. Der Ortswechsel bedeutet hier Flucht aus einer „Position“. Bei Rhus toxicodendron ist der Wechsel häufig blockiert. Rhus steckt fest, fühlt sich daher ruhelos. Ist die anfängliche Hemmung überwunden, so geht es viel besser.**
- **Der Hintergrund ist, dass Einflüsse von Außen nicht verarbeitet werden können.**
- **Veränderung und Wandel macht ihm zu schaffen. In diesem Sinne, sind seine Reaktionen auf Wetterwechsel, Abkühlung, Kälte zu verstehen. Rhus hat ausgeprägte Verschlechterungen im Freien.**
- **Rhus kann auf Veränderungen nicht reagieren: Steifheit der Zervikalregion durch Gereiztheit deutet an, dass es keine Gefühle äußeren kann. Vergleichen Sie bitte: Der unbehandelte Bluthochdruck geht häufig auch mit einem steifen schweren Gefühl im Genick einher. Auch hier liegt häufig das Unvermögen zu Grunde innerhalb kurzer Zeit auf Veränderungen zu reagieren. Das Erzwingen solcher Veränderungen durch Außen gegen eine innere Bereitschaft macht Stress.**
- **Zusammenfassend bedeutet Rhus eine starke tuberculinische Tendenz, die nicht ausgelebt wird. Gesund ist Rhus umtriebig und äußerst flexibel. In den geschäftlichen Aktivitäten ist es rastlos.**

Merke zu Rhus-t.

- **Allgemein**
  - ☐ **Ruhelos 4** und dennoch blockiert. Umtriebig und dennoch schüchtern. **Sehr verletzlich** mit Verlangen nach (*kalter*) Milch . *Kalte Milch steht für Geborgenheit ohne Nähe aus Angst vor der Verletzung.*
  - ☐ Traumata (emotional und körperlich) führen zu Starre (Genick) und Steifigkeit.
- **Wichtige Eigenschaften**
  - ☐ Beginn der Bewegung verschlechtert 3
  - ☐ Fortgesetzte Bewegung verbessert 3
  - ☐ Wetterwechsel agg 4, nass-(kalt)-es Wetter verschlechtert 3
  - ☐ Blasenausschlag, eher kleinblasig und eiternd
- **Singuläre Symptome**
  - ☐ Warme Getränke verbessern 3, heißes Baden verbessert 2, Jucken durch heißes Baden verbessert 1s
  - ☐ Vorsichtiges Streicheln agg, festes Reiben bessert 1s *wie Berührung ohne „emotionalen Kontakt“*
- **Krankheiten**
  - ☐ Unruhe bei Altersverwirrtheit
  - ☐ Klassisch: Der Hexenschuss bei Wetterwechsel
  - ☐ Erysipel (Wundrose), Impetigo

Cocc.

Cocculus indicus

Samen des Kockelskörnerstrauches

Thema

- Stemmt sich gegen das Schicksal (anderer)
- Und zerbricht daran

Prozess von Cocc.

- **Bryonia will im übergeordneten System nicht mitspielen, es sperrt sich, also erstarrt es.**
- **Kalium carbonicum sperrt sich der eigenen Entwicklung aus Angst vor der Veränderung.**
- **Bei Cocculus steht ähnlich wie bei Natrium muriaticum ein Partner im Vordergrund. Cocculus kann hier eine unheilvolle Entwicklung nicht ertragen, also versucht es sich dagegen zu stemmen. Die Symptome zeigen an, welchem Druck und welcher Belastung dieses Mittel dadurch ausgesetzt ist.**
- **Angst und Hilflosigkeit prägen seine Angst um die Gesundheit anderer.**
- **Cocculus erträgt nicht das Schicksal anderer. Es negiert die Existenz einer äußeren Entwicklung / Bewegung. Also schwindelt ihm bei Bewegung. Und es wird gefühl- und bewusstlos: Gefühllosigkeit der Hände abwechselnd mit den Füßen 3s.**

Merke zu Cocc.:

- **Allgemein**
  - ☐ Versucht sich gegen das **Schicksal** zu stemmen.
    - Beschwerden durch Kummer um eine geliebte Person 3s
  - ☐ Und **zerbricht**:
    - Beim Heben des Oberarmes Schmerz wie zerbrochen 3s
- **Wichtige Eigenschaften**
  - ☐ Schwindel beim Fahren in einem Wagen 1/10 D*er Wagen symbolisiert die äußere Bewegung. Der innere Stillstand verursacht Schwindel.*
- **Singuläre Symptome**
  - ☐ Schlaflosigkeit nach Schlafmangel 1s *„aufopfern greift an“*
- **Krankheiten**
  - ☐ Schwindel
  - ☐ Probleme durch aufopfernde Pflege

Aconitum napellus und Arnica montana

Glonoinum

Ein weiteres psorisches Paar sind Aconitum napellus und Arnica montana.

Hier handelt es sich um Mittel der extremen „stürmischen“ Entwicklung.

Aconitum, auch „Sturmhut“ bezeichnet, beschreibt Entwicklung vor einem psorischen Ereignis, wie Sturm, Erbeben oder auch Attentat.

Arnica beschreibt die Sekunden danach.

Beide Mittel können auch als chronische Mittel eingesetzt werden.

Glonoinum beschreibt als Mittel eine heftige Reaktion durch Hitzeeinwirkung von Außen. Von der Entwicklung her ist eine Nähe zu Zincum zu sehen, dessen Prozess durch Außen ebenfalls massiv gestört werden kann.

Acon.

Aconitum napelluns

Sturmhut

Thema

- Unmittelbar vor der Konfrontation mit der Übermacht, Schicksal, Prozess (drohende Krankheit).

Prozess von Acon.

- Vor Beginn der Bifurkation (die Chaoskurve beginnt sich zu teilen). Der Prozess in seiner chaotischen Entgleisung.

- Nach einem äußeren Ereignis wird es nicht mehr sein wie zuvor. Aconitum napellus spürt die Unberechenbarkeit und Undefinierbarkeit. Es weiß um das Ende. Es kann sogar exakt den Todeszeitpunkt voraussagen.

- Wie Psorinum fühlt es sich unmittelbar vom Tod betroffen, und sieht dieses Ereignis eintreffen. Aconitum kann aber nicht wegsehen oder verdrängen. Aconitum sieht sich ohnmächtig ins Angesicht des Todes getrieben. Es mag dahingestellt sein, ob nun ein bedrohliches äußeres Ereignis diesen Zustand bewirkt, oder ob der individuelle Prozess in diese Richtung strebt.

- Vergleichen Sie das Bild der Sandkörner am Strand. Alle werden von den darüber gleitenden Wasserströmungen ergriffen und in scheinbar zusammenhängenden Mustern angeordnet. Ist es nun das einzelne Sandkorn, das über seinen Platz bestimmen kann? Die Strömung des Lebens kann manche aus seinem Platz reißen. Dann wird das Einzelne für kurze Zeit Teil des übergeordneten Prozesses und bildet ihn ab bis es erlischt.

- Aconitum ist in diesem Prozess. Deshalb weiß es um das Schicksal und kann sein eigenes und das anderer voraussagen. Besonders angesichts psorischer Momente des Lebens, wie der Geburt, bei der es Todesangst spürt oder bei den Umbruchzeiten von Tag und Nacht kann es auch körperlich zur Entgleisung kommen (beginnender Krupp = beginnende Entgleisung).

Merke zu Acon.

- **Allgemein**
  - ☐ Außer sich **vor** der Konfrontation mit der Übermacht.
  - ☐ „Brust- Angst" vor einer lebens-bedrohlichen Veränderung Nach trockener **kalter Luft**
- **Wichtige Eigenschaften**
  - ☐ **Todesangst** 4(ARS 4)
  - ☐ Sagt die Stunde des Todes voraus 3
  - ☐ Vielfältige andere Angstsymptome, die heftig körperlich wahrgenommen werden
    - Tunnel, enge Räume, Aufzug
    - Herzkrankheit
    - Offene Plätze
    - Dunkelheit
  - ☐ Panikattacken = körperlich empfundene Angst
    - Plötzlich
    - Herzklopfen
- **Singuläre Symptome**
  - ☐ Todesangst während der Schwangerschaft 3s *(da wo Veränderung immer droht)*
- **Krankheiten**
  - ☐ Panikattacken
  - ☐ Herzinfarkt
  - ☐ Er-Kältung durch „eisigen" Wind

Arn.

Arnica montana

Bergwohlverleih

Thema

- Unmittelbar **nach** der Konfrontation, Schicksal, Trauma.

Prozess von Arn.

- **Ein Ereignis, wie heftig es auch gewesen sein mag, hat den Prozess erschüttert und die Entwicklung auf Dauer beeinflusst. Blut ist ausgetreten (blaue Flecke), Gewebe zerstört. Die Struktur der Lebens (Sykosis) in Mitleidenschaft gezogen.**
- **Kann danach Leben weitergehen? Eine Antwort auf solch ein Trauma stellt Carbo vegetabilis, die homöopathische Birkenkohle dar. Hier führt der Verlust von Struktur zu einem gestörten Stoffwechsel bei fast völlig intaktem Prozess.**
- **Bei Arnica steht das Trauma in seiner Zerstörung im Vordergrund. Seine Reaktion ist eher keine Reaktion, sondern sprachloses Entsetzen. Eine Hilflosigkeit, die sich in Weinen bei Zorn äußert.**
- **Für Arnica bleibt das Trauma erhalten. Es kann es nicht Wegschlafen wie Opium, das in eine andere Welt entflieht.**
- **Insofern ist es womöglich das am meisten psorische aller Mittel, da es reine Entwicklung, allerdings gebrochen und ohne jede Kompensation zeigt.**

Merke zu Arn.

- **Allgemein**
  - ☐ **Das** Verletzungsmittel für stumpfe Traumata mit unterschiedlichen Schmerzcharakter, auch mentaler und emotionaler Schock (nach einem wichtigen Ereignis vergleiche Opium)
- **Wichtige Eigenschaften**
  - ☐ ... sagt, es fehle ihm nichts (Abneigung gegen das Mitleid anderer Menschen 2s)*er kann das Trauma noch gar nicht fassen, in der Schrecksekunde*
  - ☐ Angst vor Berührung und Annäherung (schweigsam 3)
  - ☐ Hämatome, Gesicht dunkelrot 2
  - ☐ Verletzungen mit stumpfen Gegenständen
- **Singuläre Symptome**
  - ☐ Traumatisiert:
    - ... als wäre der Körper zerschlagen 3s
    - geistige Verletzung oder Erschöpfung 2s
  - ☐ Die Reaktion:
    - Kleine schmerzende Furunkel und Pickel
    - Heulen vor Zorn 1s *(Gesicht dunkelrot 2, vor Zorn)*
- **Krankheiten**
  - ☐ Schlaganfall
  - ☐ Herzinfarkt
  - ☐ Koma

Glon

Glonoinum

Nitroglycerin

Thema

- Überreaktion auf Hitze
  - ☐ Bei eher schwacher Dynamik der Entwicklung (ähnlich Zincum)

Prozess von Glon

- **Nitrogylcerin hat seinen angestammten Platz in der Medizin. Hier erweitert es im Notfall verkrampfte Gefäße.**
- **Einer stark lokalen Wirkung kann bei genauem Studium der Symptome dennoch eine Wirkung auf den Prozess beigeordnet werden.**
- **Es zeichnet sich wie Zincum durch große Offenheit und leichte Beeinflussbarkeit aus. Sein Prozess scheint besonders durch Wärme Schaden zu nehmen.**
- **Seine Psyche spielt ver-rückt: Verläuft sich in den Straßen, die Häuser erscheinen fremd. 2s**

Merke zu Glon:

- **Allgemein**
  - ☐ **Reagiert stark** auf Sonnenstrahlung und Erschütterung (vergleichen Sie bitte Nitrogycerin-Sprengstoff)
- **Wichtige Eigenschaften**
  - ☐ **Das Bewusstsein gerät aus den Fugen:** Erkennt nicht bekannte Straßen 3
- **Singuläre Symptome**
  - ☐ Schläfrigkeit nach dem Trinken von Alkohol 2s: *Statt Enthemmung: Einschlafen; deutet auf eine schwache Dynamik der Entwicklung hin. Vergleichen Sie bitte Zincum.*
- **Krankheiten**
  - ☐ Hitzeschlag,
  - ☐ Altersverwirrtheit mit Hypertonie

Sykotische Arzneien

Bitte vergleichen Sie das Kapitel Grundmuster der Miasmen.

In diesem Kapitel wurden die wesentlichen Funktionen der sykotischen Arzneien dargestellt.

Wo psorische Mittel rein und unverfälscht den Prozess und seine potentielle Entwicklung darstellen, ist der Prozess, der sich hinter den sykotischen Mechanismen verbirgt, häufig nur schwer erkennbar.

Dies ist nicht nur für den äußeren Betrachter der Fall, sondern auch für den Betroffenen selbst. Große sykotische Mittel haben kein Selbstvertrauen, da die Hülle, der eigentliche Träger ihres Seins, derartig groß und verwuchert ist, dass sie sich selbst nicht spüren. Zum Selbstvertrauen gehört das Selbst-Wertgefühl und dafür muss der eigene Wert fühlbar sein.

Sykotische Mittel verschleiern, verbergen Wesentliches.

Der größte Verschleierer sei hier mit dem Mittel Medorrhinum erwähnt und beschrieben. Wie kann man wohl besser von seiner eigenen Situation ablenken, als durch Fremdgehen?

Med.

Medorrhinum

Trippernosode

Wo Psorinum aushält, verdrängt Medorrhinum als ein Meister dieses Fachs.

Eigentlich hat Medorrhinum mit eiskalter Angst zu tun. Diese Angst steckt es weg, überspielt es.

Medorrhinum passt gut zu unserer heutigen Fun-Gesellschaft. Hier steckt auch hinter einer lustigen Fassade die bloße Angst um die Zukunft.

Das Thema

- Der Grundprozess drängt nach bleibender Äußerung (Variante der Psora)
    - Gelebte ungehemmte Sexualität
    - Unterdrückte pervertierte Sexualität
    - Unterdrückte Anteile drängen nach Außen
    - Unterdrückte oder ungelebte Anteile verrücken den Prozess (Das Vehikel hat eine eigene Dynamik)
        - Verrückte Position führt zum Unfall
        - Verrückte Lage
        - Verrückt

Prozess von Med.:

- Psorinum spürt das Unvereinbare in der menschlichen Existenz, das Nebeneinander von Geburt und Tod, von Anfang und Ende, und muss es aushalten. Bei Medorrhinum spielt sich diese Tragik im Unbewussten ab. Es verdrängt (Inhalte), weil es (sie) nicht aushalten kann. (Ein Sykotiker kann nicht aushalten, er baut sich etwas drum herum und verschleiert).
- Sein Weg verlangt, dass solche Widersprüche beseitigt werden. Deswegen ist Medorrhinum verzweifelt durch den geringsten Widerspruch. Medorrhinum zu widersprechen bedeutet, seine Selbstzweifel anzurühren.
- Im Unbewussten oder auch Nicht- oder Teil-Bewussten liegt seine Stärke. Es spürt stark diese Anteile und ist deswegen das Mittel der Seher.
- Aushalten ist nicht seine Stärke, sondern vertuschen und ablenken. Aber es kann sich nicht auf sich selbst konzentrieren. Medorrhinum braucht die Ablenkung. Obwohl sein Thema darin liegt, sich selbst zu verwirklichen, verwirklicht es nur Aspekte und An-Teile von sich. Der Kern bleibt häufig ungeäussert von Anfang an, wie die Exantheme der Neugeborenen.
- Eine unausdrückbare Angst verhindert die Entwicklung und zeigt sich hautnah körperlich in Symptomen wie Ameisenlaufen von kalten Insekten in den Nieren.
- Anstatt sich selbst zu leben, lebt Medorrhinum die Sexualität. Sexualität vervielfältigt den Prozess, hält das Grundthema am Leben. Die neue und fremde Beziehung, kaschiert und verborgen, verletzend und stigmatisierend, geht ihm nicht aus dem Kopf.
- Kann Medorrhinum diese Anteile nicht ausleben, so ist seine Richtung der Entwicklung verdreht. Vergleichen Sie hier die Fülle an Symptomen mit verdrehter Lage einerseits, mit verrückter Psyche andererseits.
- Geheilt bringt Medorrhinum Unbewusstes aus großer Tiefe nach Oben. Es kann Unvorstellbares ausdrücken und produzieren. Dabei ist nicht der tiefe philosophische Zusammenhang seine Stärke. Es geht eher um künstlerisch gestaltete Schönheit von unvergänglichem Charakter.

Merke zu Med.:

- **Allgemein**
  - ☐ **Eine große Unruhe:** Hast, Eile bei Kleinigkeiten 1/3 (neben Sulph., Sul-ac.) Viele Ideen aber unsicher in der Verwirklichung 1/3
  - ☐ Sonnenaufgang bis Sonnenuntergang agg. 2s *Nachtmensch, **tagsüber schlechter**: Licht bringt die Wahrheit an den Tag.*
- **Wichtige Eigenschaften**
  - ☐ Aufenthalt am Meer verbessert 2
  - ☐ Magenschmerz durch Knie-Ellenbogen-Lage amel 1/2: *Eine verquere Lage bessert eine Reihe von Symptomen auch Asthma*
  - ☐ Verzweiflung durch die geringste Kritik 2s *Kritik berührt die existentielle Unsicherheit*
  - ☐ Denken an seine Beschwerden agg. 3 *Das Gegenteil der Ablenkung*
  - ☐ Räuspern durch Schleim im Hals: *Mangelnde Fähigkeit auszudrücken*
- **Singuläre Symptome**
  - ☐ Rotes, flüchtiges Exanthem bei Neugeborenen in der Rima ani 3s
- **Krankheiten**
  - ☐ wenn andere Mittel keine Wirkung zeigen
  - ☐ Psychische Erkrankungen
  - ☐ Rheuma

Thuja und Nitricum acidum

Neben der Nosode sei im Anschluss auf die beiden Hauptmittel Hahnemanns zur Behandlung der Sykosis hingewiesen.

Beide Mittel beschreiben eine Hemmung der Entwicklung aufgrund äußerer oder fremder Anteile.

Bei Thuja bestimmen mütterliche (fremde) Anteile die Entwicklung.

Bei Nitricum acidum sind mütterliche und väterliche (fremde) Anteile nicht verschmolzen.

Thuj.
Thuja occidentalis
Europäischer Lebensbaum

Thema:

- Ein übertragener Anteil kann nicht abgelöst, abgegeben werden
  - Vergleichen Sie: Entbindung verschlechtert.
  - Schutzlos
  - Gehemmt
  - Ersatzäußerung:
    - Warzen
    - Wucherungen
    - Tumore

Prozess von Thuj.

- Thuja occidentalis, der Lebensbaum, steht für die Dynamik des Systems Mensch. Aus einem Prozess entsteht durch Insemination (= Interaktion mit einer zweiten Dynamik) ein neuer Prozess.
- Dieser neue Prozess wächst zunächst im „Fleisch und Blut“ der Mutter heran. Vergleichen Sie bitte mit dem Beginn des Johannesevangeliums: „und das Wort ist Fleisch geworden“. Diesen mütterlichen Anteil muss der neue Prozess derart prägen, dass es sein Anteil = sein Vehikel wird. Bei der Entbindung löst sich der neue Anteil. Restbestandteile der Hülle bleiben weiter erhalten.
- Die physiologische Entwicklungsstufe, in der sich dies ereignet ist die Trotzphase. Hier werden die Ich-Anteile, das heißt das „Selbst-Bewusstsein“ des Kind-Prozesses derart stark, dass es zur Ablösung von der Mutter kommen kann.
- Im Fleisch (Vehikel oder Sykosis) bleiben immer Anteile der Mutter. Diese Anteile und der eingehüllte Prozess prägen sich wechselseitig.
- Ein starker sykotischer Anteil führt zu einem schwach ausgeprägten Prozess mit entsprechend geringem „Selbst-Bewusstsein“: Thuja hasst die Mutter als Ausdruck dafür, dass es seine Verbindung mit ihr nicht lösen kann.
- Die Auseinandersetzung mit fremden Anteilen ist das Grundthema von Thuja. Ein vermeintlicher Widerspruch ist die Verschlechterung nach der Entbindung. (Bitte vergleichen Sie hier auch Pulsatilla.) Ein neuer Mensch entsteht aus der Verbindung zweier unterschiedlicher Anteile zu einem Neuen (Ganzen).
- Thuja schafft diese Assimilation nicht. Deshalb werden bei der Entbindung eigene Anteile beschädigt und der fremde Anteil bleibt bestehen. Das Ende der Schwangerschaft bedeutet hier also auch ein Ende der Intaktheit. Wo die eigene Proliferation gestört ist setzt eine Ersatz-Proliferation ein. Dies zeigt sich in den facettenreichen Wucherungssymptomen des Mittels.
- Wucherung ist bei Thuja wie bei Nitricum acidum das Unvermögen, den Prozess im Sinne einer physiologischen Sykosis selbst zu gestalten. Die Sykosis hat hier eine Eigendynamik, die zur Wucherung führt.
- Dies erklärt den Stellenwert beider Mittel als Anti-Sykotika Hahnemanns, da beide Mittel eine sehr große Affinität zur Hülle haben.

Merke zu Thuj.:

- **Allgemein**
  - ☐ Hauptmittel der Sykosis. Der sykotische Mantel prägt die Entwicklung. **Fremde Anteile** können nicht erkannt und herausgelöst werden:
    - Impfungen 4 (vgl. Sil. 4).
    - Unvollständiges Urinieren, muss 5 oder 6 mal urinieren, bevor die Blase leer ist 2s *Urinieren filtert „Unverträgliches“*
  - ☐ **Klare Äußerung ist nicht möglich:**
    - *Verschluckt die letzten Worte eines Satzes 3s, verschwiegen*
    - *Stuhl schlupft zurück 2, (Sil. 3)*
- **Wichtige Eigenschaften**
  - ☐ Fremder Anteil **steckt:**
    - Kopfschmerz wie durch einen Nagel 3; Stirn 3, Druck bessert 3s, nach dem Mittagessen 3s
  - ☐ **Lebt nicht SICH, sondern seine Sykosis**. Dabei Abwehr:
    - Abneigung gegen die Mutter 1s *gegen seinen sykotischen Anteil*
    - Erwachen durch Bewegung des Fötus in der Schwangerschaft 2s *Der Fremde Anteil klopft an.*
    - Gefühl von etwas Lebendigem in der rechten Darmbeingegend 3s
  - ☐ **Die Sykosis übernimmt die Führung:**
    - Gewissensangst mit Vergesslichkeit 1s bei geringem Selbstwertgefühl
    - Wahnidee, Körper und Geist, Körper und Seele seien getrennt *durch die übermächtige Sykosis*
    - (Glatte) Wucherungen der Haut 2s, Kondylome, Warzen.....
- **Singuläre Symptome**
  - ☐ Schnupfen bessert die Allgemeinsymptome 2s *braucht die verbergende Eigenschaft der Sykosis:* entblößen agg. 3 bei Wahnidee: der Körper sei empfindlich 2s *Offenheit wird als schädlich empfunden*
- **Krankheiten**
  - ☐ Warzen, Wucherungen, Tumore
  - ☐ Angstbeschwerden

Nit-ac.

Nitricum Acidum

Salpetersäure

Thema

- 2 Anteile bilden kein Ganzes, keinen intakten (reinen) Prozess
  - Tiefgreifende Störung der Entwicklung
  - Störung der Verarbeitung
  - „Gold“ und „Silber“ bilden keine echte Mischung, sondern bleiben separat erhalten

Prozess von Nit-ac.

- **Bei der Vereinigung der Eltern entsteht ein neuer Prozess. Väterlicher und mütterlicher Anteil verschmelzen zu einem neuen Ganzen. Der Prozess ist zwar neu, die Hülle enthält weiter die elterlichen Anteile. Bitte vergleichen Sie hier die aktuellen Modelle aus der Gentechnik.**
- **Ähnlich Thuja kann der Prozess von Nitricum Acidum seine Hülle / Sykosis nicht neu gestalten oder formen. Bei Nitricum acidum kommt erschwerend hinzu, dass die Hülle nicht homogen gestaltet ist, sondern aus nicht vermischbaren elterlichen Anteilen besteht.**
- **Der tiefe Prozess kann also nicht Ein-igkeit herstellen, er leidet unter „der Uneinigkeit zwischen den Eltern“.**
- **An physiologischen Nahtstellen der Hülle, wie den Körperöffnungen, zeigen sich Risse und Fissuren. Beide Anteile sind schmerzhaft wie durch einen Splitter (= Fremdes) getrennt.**
- **Da der Prozess von Nitricum Acidum nicht integrieren kann, bekommt die Hüllfunktion ein Eigenleben, eine Eigendynamik. Es kommt zu Wucherungen in Form von Warzen, die bei Berührung bluten.**

Merke zu Nit-ac.

- **Allgemein**
  - ☐ **2 Anteile** kommen nicht zusammen:
    - Beschwerden durch Uneinigkeit zwischen Eltern 1/15
    - Furcht vor einem Prozess 2s, Wahnidee, er sei an einem Prozess beteiligt 2s *Ein Prozess würde klären. Sykosis kompensiert das Dilemma durch Verdrängen. Klarheit schadet daher.*
  - ☐ **Verzweifelt** *besonders was die Gesundheit angeht*
- **Wichtige Eigenschaften**
  - ☐ **Zerrissen:** Risse an vielen Körperöffnungen.
    - Nasenbluten beim Weinen 2s *Ein Affekt führt zum Riss der Schleimhäute*
  - ☐ **Unbewusste Inhalte lähmen.:**
    - Lähmung des Oberlides morgens 2s *beim Übergang vom Un-Bewussten*
  - ☐ Der Riss zieht sich durch den Menschen hindurch und wird als **Splitter** spürbar
    - Herpes der Nasenflügel 2s
  - ☐ **Reaktion** auf Zerrissenheit:
    - Hass auf Menschen, Entschuldigungen lassen ihn ungerührt 3s *zeigt die Unvereinbarkeit im Kern*
    - Verzweiflung grenzt an Raserei, mit Flüchen und Verwünschungen 3s
- **Singuläre Symptome**
  - ☐ Warzen bluten bei Berührung 2s *Anrühren fördert das Dilemma zu tage*
- **Krankheiten**
  - ☐ Das 2. Antisykotikum Hahnemanns

Pulsatilla und Silicea

Chamomilla

Die beiden folgenden Mittel sind zugleich psorisch wie sykotisch. Besonders Pulsatilla hält das „Hinausgeworfensein“ in die Welt nicht aus und sucht sich einen „Bindungs“-Partner. Zu zweit kann es seinen Weg machen. (Vergleichen Sie hier bitte Lycopodium.)

Bei Silicea führt das Gefühl einer existentiellen Schutzlosigkeit zum Aufbau einer verstärkten Hülle.

Die Mittel können sich sehr ähneln, deswegen wird Pulsatilla auch das akute Silicea genannt. Die Art und Weise, wie mit dem „Verlust“ der „Mutter-Hülle“ umgegangen wird, zeigt jedoch deutlich die Unterschiede zwischen beiden Mitteln.

Gleich hinter Pulsatilla und Silicea sei Chamomilla angefügt. Chamomillas Entwicklung ist durch eine tiefe Ambivalenz in der Mutter-Kind-Bindung geprägt. Wo Pulsatilla feststeckt und haftet, versucht sich Chamomilla zu lösen.

Wollten Sie Mittel und Entwicklungsschritte eines Menschen in Beziehung setzen, so folgte nach Calcium Pulsatilla.

Calcium stellt den Verlust der Urgeborgenheit dar. Pulsatilla kompensiert dies durch den Aufbau einer äußerst stabilen Mutter-Kind-Beziehung. Diese Beziehung ist für beide, Mutter und Kind, auf die Dauer hemmend und so fügt sich eine Chamomilla-Phase an. Diese Phase geht mit der Zahnung als Symbol der Aggressivität einher. Mit den Zähnen kann sich das Kind durchbeißen. Der Weg dahin ist ambivalent.

Der Autor hat Chamomilla nur der Anschaulichkeit wegen neben Pulsatilla gestellt. Eigentlich ist dies ein „Beziehungs“-Mittel mit stark ausgeprägtem tuberculinischen Charakter.

Puls.

Pulsatilla pratensis

Küchenschelle

Thema

- Eine starke Bindung erlaubt keine Lösung
- Wird die Bindung dennoch gelöst, entstehen Ersatzbindungen

Prozess von Puls.

- Der psorische Prozess entspricht dem gesamten Lebensabschnitt eines Menschen und wird durch Anfang und Ende gekennzeichnet und begrenzt.
- Bei sykotischen Mitteln, allen voran Pulsatilla, löst sich der Prozess nicht oder nur unvollständig vom vorhergehenden ab. Ein eindeutiger Anfang auf der einen Seite, oder ein Ende auf der anderen Seite liegt nicht vor.
- Dies kann auch eine teilweise physiologische Situation darstellen. Denken Sie an die Gebärmutter, die wie eine Hülle das werdende Kind umgibt, oder an die Brust der Mutter, die dem Mund des Kindes gereicht wird. Hier gibt es noch eine starke Verbindung.
- Bei Pulsatilla reißt diese Verbindung nicht ab. Dies ist mit dem individuellen Prozess nur teilweise vereinbar. Das spürt Pulsatilla und antizipiert die Trennung: Pulsatilla fühlt sich verlassen, so wie Aurum oder Psorinum. Puls. ist eifersüchtig. Ein anderer könnte an seine Stelle treten.
- So wie die Welle die Sandkörner aufnimmt und damit immer wieder neue Wellenmuster gestaltet, so wird Pulsatilla wie wir alle im Laufe des Lebens seine ursprünglichen Bindungen und Prozesse häufig aufgeben müssen. Puls. kann aber allein nicht existieren. So tritt häufig ein Partner an die Stelle der Mutter. Ungelebte „Bindungs-Valenzen" suchen sich neue Bindungspartner. Pulsatilla war nie ein Individuum. Es braucht einen anderen, um sich als Individuum zu entwickeln. Anders ausgedrückt: Allein fühlt sich Puls nicht „ganz“, es „fehlt“ etwas. Es braucht „einen“ Bindungspartner, um diese „Funktion“ auszufüllen.
- Anmerkung: Ein Grundthema kann primär nicht gelöst werden. Sekundäre Umgehungs- Reaktion als Lösungsversuch.

Merke zu Puls.

- **Allgemein**
  - ☐ **Fühlt sich verlassenen 4:** Kann eine sykotische (=Mutter-Kind) **Bindung** nicht lösen. Bleibt daher **sanft** und nimmt vieles in Kauf: nachgiebig, schüchtern.
  - ☐ **Ambivalente Beziehungen:**
    - Hass auf Frauen
    - flieht in der Schwangerschaft, *der Zeit vor dem **Um-Bruch***
    - weinen beim Stillen, *der Zeit nach dem **Um-Bruch***
    - Das Kind klammert sich an die Mutter, *Lösen dieser Bindung macht Angst, s.o.*
  - ☐ **Wechselnde Symptome**
- **Wichtige Eigenschaften**
  - ☐ Baut **Ersatz-Bindungen** auf:
    - Milde Absonderungen (sykotisch) oder blutend (syphilitisch)
      - Absonderung wie Watte (die ideale Verpackung, sanft)
      - Absonderung milchig, mild
        - Weiblicher Fluor
        - Fluor sahneartig
        - Sahniger Schnupfen
        - Brust-Milch in der Pubertät
  - ☐ **Ruckhaftes** Lösen:
    - Blase, muss warten bis der Urin zu fließen beginnt
    - Nach Verkühlung der Prostata spritzt der Urin stoßweise heraus
    - Urin spritzt stoßweise heraus und jedes Mal ein stechender Schmerz in der Prostata
  - ☐ **Unverdaute** Gefühle
    - Hartnäckige Gedanken an Musik *(unverdaute Gefühle)*
    - Schläfrigkeit abends nach Zorn *(Gefühle lähmen)*
    - Völle der Brust abends

- ☐ **Ungelebte Freiheit:**
  - Im Freien amel., Verlangen sich im Freien aufzuhalten
  - Hitze agg.,

- ■ **Singuläre Symptome**
- ■ **Krankheiten**
  - ☐ Autoimmunerkrankungen („Antikörper“ stellen Ersatzbindungen dar)
  - ☐ Magenerkrankungen (Schlucken)
  - ☐ Depressive Entwicklung nach Verlust eines Partners

Sil.

Silicea terra

Kieselerde

Thema

- Nach Eindringen fremder Anteile von Außen
  - Rücknahme eigener Äußerungen
  - Blockadereaktion
    - Trotzreaktion
    - Abschottung nach Außen
    - Einhüllen
  - Überreaktion / Überschießende Abwehr
    - Fließender Eiter
    - Fistelbildung
    - Tumor

Prozess von Sil.

- **Dieses Mittel kommt Tuberculinum sehr nahe:**
- **Wie Tuberculinum ist es durch die Beziehung mit dem Gegenüber geprägt. Tuberculinum weicht entweder der Konfrontation aus, flieht (Bell.) verreist (Tub., Calc-p.), oder provoziert (Tub, Bell.) und beißt (Bell., Calc).**
- **Silicea hat einen anderen Dreh gefunden, Distanz zu schaffen, ohne sich zu entfernen, sich unverletzbar zu machen und trotzdem Kontakt zu halten. Silicea verfestigt zu diesem Zweck die äußere Hüllstruktur, es scheint nach Außen wie ein Stein, obwohl es zart und filigran wie ein Kristall strukturiert ist. Diese äußere Hülle ist seine Sykosis. Diese Hülle lässt Silicea typischerweise in der Familie fallen. Dort lebt es den tuberculinischen Anteil, indem es sich gehen lässt und laut wird.**
- **Silicea hat eine ähnlich feste Bindung wie Pulsatilla und versteckt sich typischerweise hinter der Mutter. Die Mutter ersetzt hier die Funktion der Hülle. Der Bindungspartner gibt ihm Schutz nach Außen, in der Gesellschaft. Alleinsein ist jedoch kein Problem für Silicea.**
- **Im Gegensatz zu Calcium ist Silicea weniger psorisch. Sein Prozess ist konstant und stabil (wie ein Stein oder Fels): Silicea hält an seinen Überzeugungen fest. Silicea nimmt jedoch aus Angst vor Verletzungen eigene Äußerungen zurück: Beschwerden durch unterdrückte Hautausschläge und Schweiße.**
- **Silicea verdrängt häufig auch positive Anteile, erscheint daher ohne Selbstvertrauen. Wenn Silicea seine Hüllen fallen lässt, ist die Umgebung häufig über den Menschen erstaunt, der sich bislang vor ihr verborgen hat.**
- **Geheilt kann Silicea aus der Vorstellungskraft des tuberculinischen Miasmas schöpfen. Intuition und künstlerische Fähigkeiten scheinen dann wie feiner Bergkristall.**

Merke zu Sil.

- **Allgemein**
  - ☐ So **nachgiebig, schüchtern,** dass er eigene Äußerungen zurücknimmt. Blähbauch, der Stuhl rutscht zurück (Thuj.). In der Öffentlichkeit gehemmt, **zuhause enthemmt.**
- **Wichtige Eigenschaften**
  - ☐ Die **Hülle / Sykosis** bringt Schutz und Sicherheit
    - Will eingehüllt sein (am Kopf, selbst beim Schlafen) Furcht vor Nadeln 3 (Spig.), Impffolgen 4
    - Viele Nagelläsionen, weiße Flecken 3, Haarausfall 3
  - ☐ **Ersatz-Hülle, Sykosis**
    - Narbenwucherungen, Narbenbeschwerden
    - Eiterungen, die ständig laufen; Fisteln; Abszesse
  - ☐ **Ohne Hülle schutzlos**
    - Beschwerden durch unterdrückten Schweiß 3
    - Am Kopf empfindlich auf Zugluft 3
    - Furcht, etwas Neues zu unternehmen 2/4 *aus der Geborgenheit des Gewohnten heraus*
- **Singuläre Symptome**
  - ☐ Absonderung von reinem Blut aus den Brustwarzen beim Stillen 3s, Muttermilch verschlechtert 3*Thema ist das sykotische Band zur Mutter.*
- **Krankheiten**
  - ☐ Chronische Halsentzündung
  - ☐ Tumore (Brust)
  - ☐ Fibrome
  - ☐ Warzen

Cham.

Chamomilla

Kamille

Thema

- Ambivalenz der Mutter-Kind-Bindung
  - ☐ Provokation
  - ☐ Aggression
  - ☐ Schlucken von Affekten führt zu vitalen Blockaden
    - Abort
    - Larynxspasmus
- zwischen Sykosis / Bindung und Syphilis / Trennen der Bindung

Prozess von Cham.

- **Nach Ansicht des Autors handelt es sich bei Chamomilla um ein Mittel mit einem sehr engen Bezug zu der ersten Entwicklungsphase der Kindheit. Nach der Geburt muss das Kind, unterstützt von den Eltern, als Folge des Verlusts der nährenden und alles umsorgenden mütterlichen Sykosis sogleich Ersatzstrukturen aufbauen, die es einbinden und unterstützen, um sein Überleben zu sichern.**
- **Bis zum Alter von etwa einem Jahr sind diese Bindungen sehr stark. Zu diesem Zeitpunkt ist die Entwicklung des Kindes sehr stark an die Mutter gebunden.**
- **Der Durchbruch der Zähne ist ein Zeichen, dass anderes Essen außer Milch auch vertragen wird. Es zeigt aber auch, dass das Kind bereit wird, sich durchzubeißen. Denken Sie nur an den Biss in die Brust der Mutter.**
- **Hier kommt ein Wechselspiel zwischen Kind und Mutter in Gang, das durch Provokation einerseits, durch Anhänglichsein andererseits bestimmt wird.**
- **An dessen Ende hat sich das Kind durchgebissen. Sie könnten auch sagen, es hat die sykotischen Tentakeln der Mutter durchtrennt und kann sich frei entwickeln.**
- **Dauert solch eine Phase länger an, liegt eine schwere Entwicklungsstörung zugrunde.**

Merke zu Cham.:

- **Allgemein**
  - **Eine Ambivalente „*Milch*"-Bindung verlangt gelöst zu werden:**
    - **Mutter:**
      - Streitsüchtig während der Entbindung 3s,
      - Angst nach Stillen 2s,
      - Zorn führt zur Unterdrückung der Muttermilch 2s
    - **Kind:**
      - Zorn mit Erstickungsanfall 2s,
      - Reizbarkeit während Zahnung 4
- **Wichtige Eigenschaften**
  - Beschwerden durch Zorn 4 *Heftiger Zorn kann Bindungen zerstören*
  - Schmerzempfindlich 4, Schreien bei den Schmerzen 4
  - Psychisch hochempfindlich auf Kaffee 3s *Kaffee löst*
  - Verlangen, getragen 4 oder geschaukelt zu werden 4
  - Zahnschmerz durch kalte Getränke amel.
- **Singuläre Symptome**
  - Kann beim Antworten nicht höflich sein 3s: *die Provokation*
- **Krankheiten**
  - Zahnungsbeschwerden, vor allem Durchfall

Apis und Lachesis

Die nächsten beiden Mittel gehören ebenfalls in die Gruppe der sykotischen Mittel.

Beide Mittel sind bei Krebserkrankungen anzutreffen.

Beide betreffen die Eierstöcke. Bei Lachesis ist der linke befallen, bei Apis eher der rechte.

Beide Mittel haben mit Macht und deren Ausübung zu tun.

Beide sind große Strategen.

Der Unterschied liegt darin, dass Lachesis aufgrund seiner Sykosis das Höhergeordnete System verstehen kann und sich als Teil dieses Systems sieht und so handelt.

Apis sieht hingegen sich selbst als **Zentrum** DES Systems.

Apis

Apis melifica

Honigbiene

Thema

- Der Ein-Stich traumatisiert, zerstört in der Tiefe
  - Sofort Entzündung, glasige Schwellung, später Benommenheit
  - Gehemmte Ausscheidung
  - Schwellung, Stiche, Tumor Ovarien rechts

Prozess von Apis

- Das Grundthema von Apis ähnelt dem von Lachesis: Der Einzelne ist Teil eines Ganzen (Systems) und muss unbedingt den Gesetzmäßigkeiten des Systems folgen. So wie die Sandkörner sich immer ähnelnden Formationen anordnen, so weiß Apis von einer Ordnung, der es gehorchen muss. Vergleichen Sie hierzu bitte die Gesetzmäßigkeiten des Bienenstaates und die Tänze der Bienen.

- Diese Ordnung muss Apis unbedingt durchsetzen, weil es spürt, dass es Teil dieser Ordnung selbst ist.

- Dabei wird Apis einen Bienenstaat um sich herum aufbauen mit entsprechend hoher Ordnung aber geringer Flexibilität. Es sieht sich nicht unbedingt als Mittelpunkt dieses Systems, sondern in jedem Fall als Teil, der unbedingt gehorchen muss.

- Ordnung und hohe Organisation müssen nach Außen gegen eine chaotische Umgebung durchgesetzt werden. Apis betont die weibliche Sexualität als Vehikel des Seins an sich: Die Ovarien als Ort der generativen Kraft sind prall von Blut bei Enthaltsamkeit. Sie drängen darauf, ihre Kraft weiterzugeben. Kann sich Struktur (Sykosis) nicht durchsetzen, so kommt es zum Abbruch, oder zu Ersatzbildungen wie Zysten und Tumoren.

- Abweichungen vom Grundmuster führen zu einer Zerstörung der hohen Grundstruktur mit entsprechend schwerwiegenden Krankheitszeichen wie Ödemen und hohem durstlosen Fieber. Im unbewussten Zustand antizipiert Apis dies mit dem Cri encephalique mitten in der Nacht.

- Die Sykosis (Äußere Umhüllung oder Struktur) von Apis ist sehr stabil, so dass selbst ernste Zustände des Grundprozesses kaum wahrgenommen werden: „Sagt, er sei nicht krank“.

Merke zu Apis:

- **Allgemein**
  - **Ödeme**; Wassersucht durch unterdrückte Hautausschläge 3/10
  - Cri encephalique 3/34, ungeschickt
  - **Brennend stechende Schmerzen** wie ein Bienenstich
- **Wichtige Eigenschaften**
  - Schon leichte Berührung agg. 3
  - Durstlos 3
  - Eifersucht 2 bei Frauen 2s
- **Singuläre Symptome**
  - Zahnfleisch sieht wässrig aus 3s
- **Krankheiten**
  - Gehirnhautentzündung (Meningitis)
  - Schwere Erkrankungen der Niere
  - Angina mit glasiger stechender Schwellung
  - Quincke-Ödem
  - Erysipel

Lach.

Lachesis mutus

Gift der amerikanischen Buschnatter

Thema

- ❑ Ein übermächtiger Prozess ruft nach einer übermächtigen Hülle
  - ❑ *Die Hülle (Sykosis) ist zu klein im Verhältnis zum Prozess*
    - ■ Engegefühl
    - ■ *(Im Vergleich Thuja: Die Hülle ist zu groß im Verhältnis zum Prozess)*
  - ❑ *Der Geist sprengt Grenzen und erkrankt an den Grenzen*
    - ■ Der Gedanke (**Linke** Seite) setzt sich über die Tat (**Rechte** Seite) (vergleichen Sie bitte Lyc.)
    - ■ Übergang Tag-Nacht verschlechtert
    - ■ Vergisst das Teil über das Ganze
      - ❑ Egozentrisch
      - ❑ Eifersüchtig
    - ■ Setzt sich dabei selbst unter Druck, da er Teil des Ganzen ist
  - ❑ *Der Prozess sucht sich eine Ersatzhülle*
    - ■ Tumore
    - ■ Leukämie

Prozess von Lach.

- Der einzelne Prozess ist durch Beginn und Ende geprägt. So wie der vorhergehende Herzschlag den nächsten bestimmt, gibt es einen Zusammenhang in einer Kette von Prozessen.
- Haben die einzelnen Prozesse oder Existenzen EINEN Ursprung und gehen sie in EINE Richtung?
- Bei Lachesis dringen ähnlich wie bei Medorrhinum und anderen sykotischen Mitteln Anteile der Un-bewussten Seite ins Bewusstsein. Seine Seite ist daher links. Seine Beschwerden treten nach dem Schlaf auf.
- Lachesis spürt, dass es Teil eines großen Ganzen ist. Es hat SEINE Aufgabe, die es vollbringen muss.
- Das eigene Leben wird in dieser Fragestellung einerseits unbedeutend, andererseits erhebt sich Lachesis über andere.
- Seine Existenz, sein Vermögen, scheint es durchschaut zu haben. Es sieht künftige Gestalten und wird gerufen, an deren Ausformung zu wirken.
- Der Prozess hinter Lachesis ist also wesentlich mächtiger und zielt auf systemübergreifende Zusammenhänge hin.
- Es gilt also Großes zu verwirklichen. Dies baut einen großen Druck auf. Bei Lycopodium, das Lachesis sehr nahe kommen kann, gibt es den Druck aus Angst vor dem Rückfall. Lachesis hat Druck, weil es berufen ist und die Größe seiner Aufgabe im Angesicht seines Lebens spürt.
- Hinter einer großen Aufgabe steht ein mächtiger Prozess. Ein mächtiger Prozess verlangt nach einem mächtiges Vehikel. Dieses Vehikel bringt den Prozess voran, nährt ihn. Gleichermaßen blockiert es seine Entwicklung. Das ist der große Schwachpunkt von Lachesis. Lachesis gefällt sich in seiner Ausprägung und Gestalt. Seine Gestalt hemmt und blockiert weitere Formen des Ausdrucks, so dass schließlich der Prozess durch seine Produkte selbst tödlich geschwächt werden kann.
- In anderen Worten ausgedrückt: Lachesis baut sich Strukturen auf, um sich (sein Ego) zu entfalten. Eben diese Strukturen hemmen seine Entfaltung. (Vergleichen Sie mit Engegefühl an Hals und Taille.)

Merke zu Lach.:

- **Allgemein**
  - Das Mittel des **gelebten Gefühls**, der Leidenschaft 3, der Phantasie, der **linken** Seite 3 (Links dann rechts 3)
  - **Hitziger** Mensch, Logorrhoe 4, Eifersucht 4, Wechselt schnell das Thema 3, rote Flecken Gesicht und Hals
- **Wichtige Eigenschaften**
  - Kloßgefühl im Hals 3, Krümelgefühl 3s, kann einen Kragen nicht ertragen *„der Biss war zu groß“ Leistungsdruck körperlich ausgedrückt*
  - Nach dem Schlaf agg. 3 *Kann die unbewussten Inhalte nicht in den Tag integrieren*
  - Verlassenes Gefühl 2 *lebt nur teilweise in dieser Welt, sucht aber den großen Zusammenhang*
- **Singuläre Symptome**
  - Hitzewallungen ohne Schweiß 3s
  - Bläuliche Gelenkschwellung 3s *vergleichen Sie mit dem Biss der Schlange*
- **Krankheiten**
  - Wechseljahre
  - Migräne
  - Blutvergiftung

Carbo vegetabilis

Eine sykotische Arznei ohne Sykosis!

Zum Abschluss des Kapitels Sykosis soll eine Arznei dargestellt werden, deren Sykosis zerstört ist. Feuer, ein wichtiges Symbol der Psora wie Wind, verändert biologische Strukturen von Grund auf. Feuer verkohlt und lässt in der Regel kein weiteres Leben zu.

Carbo stellt einen Endzustand des Lebens dar, der eigentlich nicht mit dem Leben vereinbar ist.

Bei Carbo vegetabilis, der Birkenkohle ist der Prozess **seiner Struktur** beraubt.

Bei Carbo animalis (Verkohlte Rinderhaut) ist die **Hülle ohne Funktion**.

Denken Sie über diese beiden Mittel nach. Hier steht als Simile eine zerstörte, nicht mehr lebensfähige Struktur. Beide Mittel müssen folglich einem Zustand entsprechen, der außerhalb des „normalen" Lebens liegt.

Carb-v.

Carbo vegetabilis

Birkenkohle

Thema

- ■ Zerstörte (verkohlte) Sykosis
  - □ Führt zur gestörten Entwicklung
    - Paradoxe Reaktionen
    - Präfinaler Zustand

Prozess von Carb-v.:

- **Entwicklung und Prozess sind an die Sykosis gebunden, die als Vehikel oder Träger der Entwicklung gelten kann. (Bitte vergleichen Sie hier den Abschnitt Sykosis.) Die Sykosis umhüllt, stützt und trägt den Stoffwechsel.**
- **Bei Carbo vegetabilis verkohlt die Sykosis. Das heißt die Struktur ist noch in Grundzügen erhalten. Sie trägt nicht mehr. Der Stoffwechsel kommt zum Erliegen.**
- **Und dennoch geht ein Teil des Prozesses nicht verloren und entwickelt sich weiter.**
- **Hier kann es sich nur um eine stark geänderte Entwicklung handeln, in der die Gesetze der Physiologie außer Gefecht gesetzt sind: Bei äußerer Hitze hilft angefächelt zu werden, anstatt Durst. Durst würde die Sykosis nähren. Der Wind ist ein der Psora verwandtes Element, also hilft er.**
- **Zerstörte Sykosis heißt gebrochene Entwicklung: Ab diesem Tag kommt es eben zu Krankheiten.**
- **Zerstörte Sykosis kann eben auch das Eintreffen ernster Krankheiten und Krankheitszustände bedeuten.**

Merke zu Carb-v.:

- **Allgemein:**
  - ☐ Beschwerden als **(Spät-) Folge** eines Traumas, einer Anstrengung,
  - ☐ Infekt, Flüssigkeitsverlust und **Endstadium** einer Krankheit
  - ☐ Gedanken schwerfällig, träge *Das Transport-Medium fehlt*
  - ☐ „schwache" Verdauung
- **Wichtige Eigenschaften**
  - ☐ Kälte des Kopfes durch Erhitzung 3s ***zerstörte Sykosis*** *führt zu paradoxer Reaktion (Der Kopf reagiert nicht wie „Fleisch und Blut")*
  - ☐ Während äußerer Hitze Verlangen, angefächelt zu werden, anstatt Durst 3s *der Flüssigkeitsstoffwechsel funktioniert nicht mehr*
- **Singuläre Symptome**
  - ☐ Heiserkeit verschwindet bei Anstrengung der Stimme 1s
- **Krankheiten**
  - ☐ Keuchhusten
  - ☐ Nasenbluten
  - ☐ Krankheit einem Zeitpunkt oder Ereignis, beispielsweise eine übergangene Grippe

Syphilitische Arzneien

Die nächste große Gruppe ist die der syphilitischen Arzneien.

Wie bereits erwähnt, wirken die Eigenschaften dieser Mittel in vielerlei Hinsicht den sykotischen Mitteln entgegen.

Wo sykotische Mittel verbergen, bringen syphilitische Mittel das Thema oder die Problematik auf den Punkt.

Hauptmittel ist Syphilinum.

Syph.

Syphilinum

Syphilis-Nosode

Thema

- Schmerzhaftes Bewusstsein am wunden Punkt angegriffen und infiziert worden zu sein
    - Fühlt sich stigmatisiert
    - Heftigste destruktive Abwehr (wie angeschossenes Wild)

Prozess von Syph.:

- Wie bei Psorinum und auch bei Medorrhinum geht es bei Syphilinum um das gleiche Thema, die psorische Kurve, das Nebeneinander von Tod und Geburt in der menschlichen Existenz und auch die Art und Weise, wie sich der Prozess entwickelt. Syphilinum schaut im Gegensatz zu Medorrhinum ganz genau hin: Die Dramatik des Lebens ist ihm nicht nur bewusst, es vermutet mehr und will alles wissen.
- Hinter einfachen Vorgängen vermutet es verzwickte und komplizierte Sachverhalte. Dass etwas einfach glatt und klar ist, kann es nicht akzeptieren.
- Syphilinum hat das schmerzhafte Bewusstsein, dass es seinen eigenen Prozess nicht wird in Ruhe zu Ende bringen können. Es spürt die Kontamination seiner Hülle = Vehikel = Sykosis.
- Häufig ist ein Stigma davon in der eigenen Geschichte oder in der Geschichte der Eltern oder Verwandten zu finden. Denken Sie bitte an die familiäre Häufung von genetischen Erkrankungen.
- Syphilinum ist so hell und klar, dass es dies erkennt und spürt, dass es unheilbar erkrankt ist. Es zweifelt an seiner Genesung.
- Es sieht den Ursprung des Übels in einer Verunreinigung des Prozesses durch sykotische fremde Anteile. (Thuja vermag dies nie zu erkennen). Die Heilung des Prozesses bedeutet für es folglich Zerstörung der Hülle.
- Dies zeigt sich in vielfältigen Geschwürbildungen an Mund, Gaumen, Knöchel und auch am Penis. Daneben gibt es kanzeröse und rheumatische Knotenbildungen.
- Syphilinum ist der vom Blitz des Schicksals geschlagene Skeptiker. Seine Stärke liegt in seinem Vermögen zu hinterfragen und die Finger auf den wunden Punkt zu liegen. Geheilt wird er die gewaltigen Gegensätze und DEFEKTE seiner Existenz stehen lassen können. Anstatt „kranke“ Anteile als „Abort“ abzutöten, wird er lernen, sie wie fremde Meinungen zu akzeptieren und freundlich in sich leben zu lassen. Er wird eine intensive, vielleicht für andere perverse Sexualität neben ein vergeistigtes Leben stellen können. Somit ist er in der Lage, die Konflikte und Themen der Menschen und des Lebens an sich zu verstehen und zu analysieren.

Merke zu Syph.:

- **Allgemein**
  - ☐ Rückenschmerz abends von Sonnenuntergang bis Sonnenaufgang 3s *wenn das Bewusstsein normalerweise schläft*
  - ☐ Schneidender Hinterkopfschmerz **nachts** 3s
- **Wichtige Eigenschaften**
  - ☐ Atemnot (und andere Beschwerden) im Gebirge besser 1s
  - ☐ unterentwickelte, verkümmerte, kleine Zähne 2s *eine Stigmatisierung*
- **Singuläre Symptome**
  - ☐ Furcht vor der Verschlimmerung beim Erwachen 1s *sehr realistisch, kann nur genau hinschauen, verzweifelt daher an der Genesung*
- **Krankheiten**
  - ☐ Vererbte Krankheiten
  - ☐ Asthma

Mercurius und Aurum

Diese zwei Mittel stellen die wichtigsten Vertreter der syphilitischen Mittel dar.

Mercurius ist Hahnemanns Mittel gegen die Syphilis-Erkrankung. Es ist ein schillerndes Mittel, das den destruktiven Anteil (siehe auch Mercur = Kriegsgott) so stark entwickelt hat, dass der Prozess eigentlich nicht erkennbar ist.

Aurum wäre zu erkennen, wenn es sich zu erkennen gäbe. Aurum ist wahrscheinlich eines der klarsten und das reinste Mittel, nur möchte es diese Klarheit nicht preisgeben. Viele zuvor dargestellte wichtige Eigenschaften finden sich bei Aurum.

Merc.

Mercurius vivus

Quecksilber

Thema

- Panik vor Unreinheit (insbesondere im ideellen Bereich)
  - Folge:
    - Furcht vor Kontakt
    - Abwehr von Nähe als Möglichkeit der Beeinflussung
  - Bei Verunreinigung oder Gefahr der Verunreinigung:
    - Ausmerzen der Eintrittspforte
    - Heftig überschießende Angriffsreaktion mit heftigen Impulsen
      - Nach Innen: Tendenz des Selbstmords
      - Nach Außen: Verlangen andere zu töten
  - Ziel:
    - Erhalten der vollständigen Integrität / Autonomie:
      - Revolutionär

Prozess von Merc.:

- Aurum hat das Ideal der Reinheit, wobei es weiß, dass es selbst unrein ist, da es durch einen unreinen körperlichen sexuellen Akt entstanden ist.
- Mercurius hat nicht diesen philosophischen Tiefgang. Sein Ursprung interessiert ihn nicht so sehr. Es spürt seinen eigenen Prozess, fühlt ihn mächtig und hat Gefallen an ihm. Es spürt gleichzeitig, dass sein Prozess unfrei ist. Sein Ideal ist die autonome Existenz. Ein System muss SEIN System sein. Daher wird Mercurius in der Materia medica als Revolutionär bezeichnet. Hierin erkennen Sie die Nähe zu Causticum. Mercurius ist jedoch egozentrisch. Seine Ordnung ist für ihn da, alle andere Ordnung ist nichtig.
- Den eigenen Prozess stützen bedeutet für Mercurius den Feind suchen. Er sieht daher überall den Feind.
- Mercurius überschätzt sich selbst. Die Angriffe erlebt es, wahnhaft und reagiert überschießend. Seine Reaktion zerstört, das was er liebt, die Umgebung, seine Hülle (Sykosis) und auch sich selbst.
- *„Wenn ich nicht ich sein kann, so will ich auch nicht sein“*, spricht seine Logik.
- Mercurius offenbart SEIN System ähnlich wie Aurum nicht. Das System wird aber erkennbar an der Art oder der Zerstörungen in seinem Umfeld.
- Einige Merkmale von Mercurius:
- Erschöpfender, übel riechender Nachtschweiß
- Bettwärme verschlechtert.
- Kalte Anwendungen und im Freien verbessert.

Merke zu Merc.:

- **Allgemein**
  - ☐ **Abwehrzustand.** Wenn er sich nicht durchsetzen kann: **Schwächezustand** mit erschöpfendem Schweiß, vor allem nachts. Nachts 3, Schweißgeruch übel riechend 3
- **Wichtige Eigenschaften**
  - ☐ **Ausmerzen** der potentiellen Eintrittsorte für Infekte:
    - Mund:
      - Aphten, blutendes Zahnfleisch. Mundgeruch faulig 3, übel riechend 3
      - Zahneindrücke der Zunge 3
      - Speichelfluss nachts, Metallgeschmack
    - Haut:
      - Geschwüre, Risse, in vielerlei Form
  - ☐ **Überschießende Abwehr**:
    - Impuls, den geliebten Ehemann zu töten, bei den Menses agg. 2s, deshalb fleht sie ihn an, das Rasiermesser zu verstecken 2s*!*
  - ☐ **Erkennt** übergeordnete **Systeme** oder Strukturen **nicht an**
    - Revolutionär 3s
- **Singuläre Symptome**
  - ☐ Betrachtet jeden als Feind 2s *Nähe und Wärme auch Bettwärme, die für Geborgenheit steht, werden nicht ertragen*
  - ☐ Versucht zu fliehen, aus Furcht ein Verbrechen begangen zu haben 2s *glaubt, dass ihm etwas Übles anhaftet, (bitte vergleichen sie mit Syph.)*
- **Krankheiten**
  - ☐ Eiterinfekt, Abszesse,
  - ☐ Hahnemanns Mittel gegen Syphilis
  - ☐ Geisteskrankheit
  - ☐ Destruktive Nervenerkrankungen wie M. Parkinson

Aur.
Aurum metallicum
Gold

Thema

- Ein hohes Ideal drängt zur „Reinheit“
  - ☐ Folge 1: Abwehr des Unreinen
  - ☐ Folge 2: Überforderungsreaktion
    - Ernst
    - Zorn
  - ☐ Lösung: Entmaterialisierung
    - Destruktion oder Selbsttötung zur Aufrechterhaltung des Ideals

Prozess von Aur.

- **Kann sich der Mensch ohne Sex fortpflanzen? Kann ein so reiner kleiner Mensch aus einer schäbigen Fleisch-Verbindung entstehen? Gibt es eine unbefleckte Empfängnis? Gibt es Reinheit? Wie kann man in der heutigen Zeit Reinheit leben?**
- **Das sind Fragen, die sich das homöopathische Gold, Aurum, stellen kann.**
- **Für Aurum gibt es 2 Grund-Themen:**
- **Das erste ist die Reinheit der Idee. Mit diesem Thema beschäftigt sich Aurum gern, zeigt es aber nicht nach Außen.**
- **Das zweite ist Sex in der primitiven = animalisch körperlichen Form. Aurum muss Sexualität intensiv leben genauso wie es seine hohen Ideale leben muss.**
- **Das große Dilemma von Aurum wird nur häufig sein, dass es nicht erkennt, dass beide Themen eng miteinander verwandt sind.**
- ***Dilemmata:***
- **Die Umwelt entspricht nicht den hohen Idealen. Aurum reagiert zuweilen äußerst zornig und heftig.**
- **Das eigene Leben entspricht nicht den Idealen. Aurum neigt dazu sich das Leben selbst zu nehmen. Darin zeigt sich der tiefe syphilitische Charakter von Aurum.**

- Das hohe Ideal verbietet Aurum seine Sexualität. Die Sexualität ist aber so stark, dass sie von der unbewussten Seite drückt und so den Schlaf stört - oder als Extremsituation den Ort ihrer Entstehung unterminiert und zerstört.

- Kann es ein Zusammenspiel zwischen primitivem Sex auf der einen Seite und hohen Idealen auf der anderen Seite geben? Hierin zeigen sich auch die Lösung zum Thema Aurum und sein Fluch.

- Die existentielle Dimension von Aurum zeigt sich, wo Aurum das syphilitische Miasma beschreibt. Die eigene Existenz, so rein sie an sich erscheinen mag, entstammt einer primitiven Beziehung. Aus dieser Beziehung stammt der gewaltige Sykotische Mantel, den Aurum mit sich herumschleppen muss und den es als Makel empfindet. Aurum ist die absolute Reinheit und stammt aus dem „Schmutz". Und das ist ein Generationenthema. Aurum kann gut beschreiben, was andere eine Erb-Nosode nennen. Kann sich der Prozess unabhängig seines Ursprunges entwickeln? Kann sich das Ende vom Beginn lösen?

- Betrachten wir die Wellen des Meeres, so scheint uns dies möglich. Die Wellen haben aber keinen eigenen Körper, kein Vehikel. Ihr Prozess hat sich der Hülle entledigt und dennoch könnten wir, hätten wir alle Parameter des Meeres, ihren potentiellen Ursprung gewinnen! Die Ausgangssituation erklärt sich also fast immer beim genauesten Studium eines Prozesses. Bei oberflächlicher Betrachtung sieht das Bild ganz anders aus. Homöopathie wirkt durch eine Beeinflussung eines Systems nahe der Ausgangssituation. Nur so lassen sich potentiell verstärkte Wirkungen erklären. Aurum ist eines der wenigen Mittel, die den eigenen Prozess in Gänze überblicken können. Der Blick an einen frühen Beginn des Seins bringt Hinweise auf die Umstände des Seins zu Beginn. Genauso wie ein Prozess den anderen prägt, ergibt der tiefe Einblick in das Wesen von Prozessen Information über vorangegangene Prozesse. Das ist wie es Görnitz in seinem Buch, die Quanten sind anders" beschreibt, die Erkenntnis des Seins, die in fernöstlicher Meditation betrieben wird.

Grundthema

- Das Ideal des reinen Prozesses losgelöst von Ausgangssituation (Ursprung) und Hülle (Sykosis)

- Der Prozess kann sich nur rein entfalten, wenn er sich des Vehikels entledigt hat. Thema ist also der Prozess an sich, der absolute Prozess. Bei Sykosis ist der Anteil des Vehikels so groß, dass es für den Prozess prägend sein kann. Von Außen geprägt zu werden ist für Aurum ein Gräuel. Aurum will seine Essenz (wir können es auch sein Ideal nennen) leben. Es hat eine sehr präzise Vorstellung davon aber auch von dem Gegenteil. Kann es dieses Ideal nicht erfüllen, so will es sein Vehikel nicht mehr ertragen, es möchte es sofort ablegen.

- **Abort durch Hochlangen der Arme. Beim Gebet werden die Arme zum Himmel erhoben, dabei erstirbt das künftige Leben, oder auch die andere Seite von Aurum! Klarheit vernichtet die unreine Seite von Aurum. Vergleichen Sie bitte auch: „Prolaps durch Hochlangen der Arme“. Hochlangen lässt das „unreine“ Organ sinken. Interessanterweise gilt die Frau eben wegen der Menses in einigen Religionen als „unrein“.**

Merke zu Aur.:

- **Allgemein**
  - ☐ **Tiefe Depression,** wenn das Leben nicht den Idealen entspricht. Aurum **lebt nicht *für die Menschen***, sondern **für seine Ideale.**
- **Wichtige Eigenschaften**
  - ☐ Lachen beim Sprechen 1/2 (Bell.) *wie erleuchte)*, lächelt niemals 4, Ars 4
  - ☐ **Hemianopsie 3** *Der Erleuchtete sieht nicht mehr oder nur noch einen Teil, den oberen oder den unteren. Sie können hier assoziieren mit Himmel und Hölle. Aurum lebt in Gegensätzen und sieht Gegensätze. Ist die Hemianopsie ein Indiz dafür, dass Aurum unbewusst einen Teil ausradieren möchte, oder einen Teil nicht leben kann?*
  - ☐ Mondschein bessert allgemein 2s *Aurum schaut in die Tiefe. Der reine silbrige Schein des Mondes klärt*
- *Wenn er oder andere von ihrem Weg abkommen:*
  - ☐ Gewissensangst 4
  - ☐ Verzweiflung 4
  - ☐ Heftiger Zorn 4
  - ☐ Bohrende, reißende, wunde Schmerzen
- **Singuläre Symptome**
  - ☐ Suizidneidung, der Gedanke an den Selbstmord bessert 3s *Dadurch wird der hohe Verantwortungsdruck gelöst.* ***Suizid ist der Ausweg.***
- **Krankheiten**
  - ☐ Überforderungssituation in Beruf und Familie
  - ☐ Schwere Depressionen zum Beispiel nach Geldverlust
  - ☐ Hodenkrebs

Nux vomica und Arsenicum album

Es handelt sich hier um große Magenmittel.

Magenmittel bedeutet, dass diese Mittel Entwicklungen beschreiben, die durch das Eindringen (Essen oder auch Schlucken) fremder Inhalte empfindlich gestört werden.

Beide sind supergenau, beide setzen sich mächtig unter Druck.

Die Grundthemen beider Mittel liegen wohl eng nebeneinander.

Ein Unterscheidungskriterium könnte sein, dass Nux durch Druck auch die äußere Entwicklung mitbestimmen will, wohingegen bei Arsen der Druck primär gegen ihn selbst gerichtet ist.

Ipecacuanha

Ipecacuanha ist ein Mittel, das fast lokal auf den Magen und die Magenfunktion wirkt. Als Mittel einer schnellen, akuten Entwicklung besteht eine große Nähe zu den Themen von Nux vomica.

Nux-v.

Nux vomica

Brechnuss

Thema

- Existentielle Unsicherheit über die materielle und körperliche Integrität
    - Fühlt sich von Außen angegriffen, verfolgt
    - Folge: extreme Abwehr
        - Sofortige Austreibungsreaktion
        - Angriff als beste Verteidigung
    - Folge: Gegendruck zur Überkompensation potentieller Angriffe
        - Perfektionismus zur Festigung der eigenen Integrität
        - Hintergrund: Extreme Verletzlichkeit, da fremde Anteile nicht verdaut, assimiliert werden können
            - Anmerkung: Nux enthält Strychnin
            - Fixe Idee ist die Rettung der eigenen Integrität wie bei Tuberculinum (Verletzbarkeit)

Prozess von Nux-v.

- **Nux vomica ist ein hochsyphilitisches Mittel mit einer großen Nähe zu Mercurius. Wie bei Mercurius zeigt sich der Prozess nicht an sich! Sie sehen nur die Auswirkungen.**
- **Nux vomica kann seine Entwicklung nicht in Ruhe und Gelassenheit akzeptieren. Es fühlt sich bedroht durch vieles, das ihm zu nahe kommt.**
- **Physiologisch muss Nahrung ein-verleibt werden, damit sie assimiliert wird. Diesem Prozess kann und will sich Nux-v. nicht unterwerfen.**
- **Nux-v. kontrolliert genau die Umgebung, um im Zweifelsfall schon inkorporierte fremde Anteile herausschleudern zu können.**
- **Dies verursacht einen Zustand großer Anspannung. Nux-v.steht immer unter Druck. Druck führt zu heftiger Reaktion wenn es gestört wird.**
- **Anmerkung: Nux-v. stellt eine Entwicklung bei Überreizung dar. Da wir heute in einer Reizüberflutung leben, wird es in niedrigen Potenzen bei vielen Men-**

schen diesen Einfluss momentan lösen, ohne die tiefe Entwicklung zu beeinflussen.

Merke zu Nux-v.:

- **Allgemein**
  - ☐ **Verstimmter Magen** durch Unfähigkeit zu ***verdauen.***
  - ☐ **Input** verschlechtert**, Output** bessert.
  - ☐ **Emotional:**
    - Beschwerden durch Zorn 4, Zorn 4
    - Spricht immer von Selbstmord, aber begeht ihn nicht 4s *sehr großer innerer Druck, der jedoch unlösbar ist*
- **Wichtige Eigenschaften**
  - ☐ Wirkt daher **gereizt.**
    - Streitsüchtig, wenn er gestört wird 4
    - Berührung 3, Entblößen 3, im Freien agg. 3
  - ☐ Als Ausdruck der **Druck**situation Überstimulation mit
    - Kaffee, Alkohol und weiteren Suchtmitteln, *die er nicht verträgt*
    - Beschwerden durch geistige Anstrengung 4
- **Singuläre Symptome**
  - ☐ Brust blutet durch Zorn 2s *der Affekt greift vital an*
- **Krankheiten**
  - ☐ *Reiz-Magen, Reiz-Darm, Reiz-Blase mit Drang, es gehen nur einige Tropfen ab*
  - ☐ Viele Krankheiten, die mit Druck einher gehen
  - ☐ Kopfschmerzen, betäubend, die Besinnung raubend nach dem Essen 3s

Ars.
Arsenicum album
Weißes Arsenoxyd

Thema

- Eine tiefe Unsicherheit verlangt nach absoluter Gewissheit
  - Folge 1 Strategie der Absicherung:
    - Sicherung durch Zementierung des Ist-Zustandes
  - Folge 2 Verdrängen von nicht ertragbaren Inhalten
  - Folge 3 Der Prozess wird in der Tiefe blockiert
    - Husten
    - Geschwüre
    - Krebs
    - Aszites

Prozess von Ars.

- Während Calcium carbonicum zu Beginn oder vielleicht gerade am Beginn seiner Existenz sein Ende spürt, so geht die Angst bei Arsen weiter. Arsen ist ein potentes Gift und führt in einer bestimmten Dosis mit großer Sicherheit zu Tode. Bei Arsen rückt die Sorge um die Finalität der menschlichen Existenz in den Hintergrund. Es spürt das unbestimmbare Chaotische viel stärker. Jeden Augenblick, jeden Bruchteil eines Bruchteils kann die Chaosfunktion kippen und eine vorher bestimmbare Entwicklung eintreten mit nicht fassbaren Konsequenzen und möglicherweise vernichtenden Folgen. Jemand, der solches spürt, hat die allergrößte Angst und zwar in jedem Moment.

- Ausformungen oder Ausprägungen homöopathischer Mittel sind geprägt durch Kompensationen existentiell bedrohlicher Ängste. Jemand, der jeden Moment um seine Sicherheit bangen muss, was bei genauer und ehrlicher Betrachtung nicht so abwegig ist, der muss eine Strategie entwickeln, die Sicherheit zu jedem Zeitpunkt aber vor allem jetzt und in naher Zukunft herstellt.

- Unwägbarkeiten müssen ausgebügelt werden. Unsicherheiten müssen verschwinden. Das Chaos muss beherrschbar werden. Wie schon bei Calcium carbonicum braucht es bei Arsenicum album einen noch größeren Kraftakt, um dies zu bewerkstelligen.

- Das Grundthema der Verarbeitung läuft bei Arsen ähnlich wie bei Calcium carbonicum nur um Einiges extremer ab. Auch hier soll Religion Halt geben. Die Religion als die Struktur, die unzusammenhängenden Dingen einen Sinn gibt.

- Vergleichen Sie hier bitte Mittel, die beten! Bei Arsen ist Beten ein Akt der Verzweiflung und Zeichen seiner Dekompensation. Calcium hat Angst verrückt zu werden. Arsen wird durch Kummer und Schreck verrückt.

Merke zu Ars.:

- **Allgemein**
  - ☐ **Das** Mittel der existentiellen **Unsicherheit.** Plant daher alles im Voraus (wie Nat-m.)
  - ☐ Furcht vor dem Tod 4, und Furcht allein zu sein 3, besonders nachts nach Mitternacht.
  - ☐ Unruhe nachts 3
- **Wichtige Eigenschaften**
  - ☐ Reichlichster Schweiß nachts, der angenehm ist
  - ☐ Schwächezustand
  - ☐ Brennende Schmerzen, durch Wärme gebessert,
  - ☐ Großer Durst auf kaltes Wasser (*bei der Konsultation ist immer eine Flasche stilles Wasser dabei, aus der er ab und zu nippt)*
  - ☐ Atemnot im Liegen schlechter, Krupp nach Mitternacht
- **Singuläre Symptome**
  - ☐ Härte der Haut der Fußsohlen 3s, lederartige Haut
  - ☐ Krupp durch unterdrückte Urtikaria *(um gut durchs Leben zu kommen muss Ars. die chaotischen Anteile wegkontrollieren, was ihm jedoch schlecht bekommt. Ars. wirkt im Auftreten immer sehr gepflegt und ist äußerst pingelig)*
- **Krankheiten**
  - ☐ Asthma, Bluterkrankungen
  - ☐ Angsterkrankungen
  - ☐ (Durchfall nach) Lebensmittelvergiftung

Ip.

Ipecacuanha

Brechwurzel

Thema

- Blockade im Magenbereich
  - Husten und Erbrechen gleichzeitig durch Hemmung der Schluckfunktion
    - „Kinder stecken Hand oder Finger in den Mund“
  - Ersatzweise
    - Schwerer Durchfall
    - Blutung
    - Abort

Prozess von Ip.

- **Dieses Mittel stammt aus der Pflanzenheilkunde und hat selbst in der chemischen Medizin seinen Platz. Dies rührt daher, dass es unanhängig von dem Prozess quasi lokal durch Erbrechen (notfallmäßige Magenentleerung) behandeln kann und interessanterweise gleichzeitig bei Husten mit Erbrechen wirkt.**
- **An der Fülle der Symptome in der Materia medica sehen Sie, dass dieses Mittel ebenfalls eine Entwicklung darstellen kann.**
- **Die mächtige lokale Wirkung lässt dies aber im täglichen Gebrauch in den Hintergrund treten.**
- **Entscheidend für die Ausgangssituation scheint eine existentielle Beklemmung zu sein. Daneben eine Blockade des Ausdrucks: Kinder stecken die Finger oder die Faust in den Mund.**
- **Zum anderen gibt es eine Reihe von Beschwerden der Nabelgegend, die mit Beschwerden der Gebärmutter bis hin zum Abort oder vorzeitigen Ende der Schwangerschaft verbunden sind.**
- **Dies deutet darauf hin, dass die Magenfunktion eine zentrale Rolle spielt. „Schlucken“ führt zur Blockade des Aufnehmens, zur Blutung des Uterus.**
- **Vergleichen Sie hier bitte Cuprum.**

Merke zu Ip.:

- **Allgemein**
  - ☐ Asthma oder Keuchhusten **zusammen mit Erbrechen.**
- **Wichtige Eigenschaften**
  - ☐ Beschwerden zusammen mit Übelkeit und Erbrechen.
  - ☐ Intermittierendes Fieber mit Übelkeit und Erbrechen
- **Singuläre Symptome**
  - ☐ Brustangst in der Herzgegend reichlicher Auswurf bessert 2s: *Auf dem Herzen ist eine Last, die ausgedrückt werden muss.*
- **Krankheiten**
  - ☐ (unstillbare) Übelkeit mit Asthma bei Kindern
  - ☐ Schwere Magendarminfekte

Phosphor und Conium

Hier handelt es sich um zwei syphilitische Mittel, bei denen die Hülle teilweise geöffnet ist.

Bei Phosphor führt dies zur Durchlässigkeit in beide Richtungen. Fremde Anteile können zu leicht eindringen, das Eigene kann nicht ausreichend abgeschlossen werden: Das Herz eines Phosphorikers können Sie daher spüren!

Bei Conium maculatum können eigene Anteile, alias Emotionen nicht ausreichend abgegeben werden. Daher wuchert Conium nach Verletzungen. Conium wird in dieser Zusammenstellung nicht erwähnt, da es kein Mittel für den Notfall ist. Conium wird in einer später erscheinenden Materia medica ausführlich erläutert werden.

Coffea

Bei Coffea liegen die Nerven blank. Im Vergleich zu Phosphor hat es eine mächtige Tendenz, sich zu entwickeln, und neigt daher zur Überreaktion

Phos.

Phosphorus amorphus

Gelber Phosphor

Thema

- Lebt Offenheit völlig ohne Haut
  - Zu viel Input
  - Zu viel Output
  - Überlastete Verarbeitungsfunktionen
    - Phosphoreszieren

Prozess von Phos.

- Bei Phosphor hat sich die sykotische "Hülle" fast aufgelöst. Der eigene Prozess ist für alle gut sichtbar und kann sich gut entfalten. Phosphor liebt es nackt zu sein und ist sexuell äußerst aktiv.
- Jedoch dringen Inhalte beinahe ungestört von Außen nach Innen und umgekehrt. Dies spürt Phosphor mit folgenden 2 Symptomen: Gefühl einer Haut in der Kehle, Gefühl als würde Fleisch in der Kehle sein.
- Die Haut symbolisiert die Abgeschlossenheit, die es verloren hat. Nur schließt Phosphor hier zum Beispiel bei Asthma oder Krupp die Vitalfunktion ab. Wenn es an diesem Punkt dichtmacht, dann gibt es keinen Austausch mehr. Das ist die radikalste Lösung, um die Individualität des Prozesses zu bewahren.
- Fleisch bedeutet fremde aktive Anteile oder vielleicht auch eigenes Leben. Phosphor phosphoresziert, eben weil es zu viel Lebendiges in sich aufnimmt. Daher spürt es Speisen, bis sie in den Magen kommen.
- Gefühlswärme oder besser Hitze verlangt nach ausgiebiger Kühlung. Denken Sie hier bitte an das Nash-Symptom: Erbrechen, sobald das Getränk im Magen warm wird.
- Der Prozess von Phosphor droht zu zerfließen, so wie sich eine Welle auf dem Meer in die Unendlichkeit ausbreitet. Dies erklärt die Entwicklung dieses Mittels in Richtung Schwächezustand. Zum anderen ist der Prozess durch die Umgebung extrem beeinflussbar.
- Fehlende Grenze fordert zur Grenzüberschreitung heraus. Grenzüberschreitung ist das tuberculinische Hauptthema. Daher ist Phosphor einerseits das Spezificum Hahnemanns für die Tuberkulose andererseits ist es Carcinosinum sehr nahe.
- Die Lösung für Phosphor bedeutet trotz intensiven Austauschs das Eigene zu bewahren und zu schützen.

Merke zu Phos.:

- **Allgemein**
  - ☐ „Mit-**Gefühl**" **3**
  - ☐ Verlangen nach **Mit**gefühl **4**
  - ☐ **Fehlende Filterfunktion** bei hoher **Empfindlichkeit:**
    - Husten beim Eintreten anderer Menschen ins Zimmer 3s *Nähe blockiert den Prozess!*
    - Ohnmacht durch Gerüche von Blumen 3
- **Wichtige Eigenschaften**
  - ☐ **Überreizung** und Hitze
    - Heiserkeit 3, verhindert das Sprechen 3
    - Brennende Schmerzen
    - liegen links agg 3 *Herz"-Gefühlsseite*
  - ☐ **Erschöpfung**
  - ☐ **Ausfließen**
    - Kleine Wunden bluten leicht
    - Haut - Geschwüre - blutend - Menses, während 3s
  - ☐ **Phosphoreszieren**!
    - Sehen - Funken - nachts - Einschlafen, beim 3s
  - ☐ **Angst**symptome
    - Durch Überreizung (Fernsehen)
    - Angst, wenn allein 3;
    - Gewitter, Dunkel, Alleinsein, Gespenster, nachts
  - ☐ **Zuwendung** hilft Schmusekatze, streicheln

- ☐ Braucht **Kühlung:**
  - Verlangen nach Eis 3
  - Verlangen nach großen Mengen kalter Getränken 3
  - Verlangen nach Gesellschaft 4
  - Verlangen nach Salz 4
- ■ **Singuläre Symptome**
  - ☐ Diarrhö durch kalte Speisen amel. 3s *Coolness ist gefragt*
- ■ **Krankheiten**
  - ☐ Berstender Kopfschmerz reiben amel 3s
  - ☐ Hypertonie
  - ☐ Erkältungsneigung, Bronchitis

Coff.

Coffea cruda

Gerösteter Kaffee

Thema :

- ■ Überempfindlich
  - ☐ Leicht erregbar
  - ☐ Paradoxe Reaktion
  - ☐ Schmerz als unspezifische Reaktion
    - *(bitte vergleichen Sie mit dem Krankheitsbild Fibromyalgie)*

Prozess von Coff.:

- **Coffea wird wie Sulphur durch äußere Einflüsse sehr leicht angestoßen. Im Gegensatz zu Sulphur ist vor allem die emotionale Entwicklung betroffen.**
- **Coffea ist bekannt für seine scharfen Sinne und seine große Schmerzempfindlichkeit. Es lässt Gefühl sehr leicht herein. Ähnlich Phosphor kommt es zu paradoxen Reaktionen: Freude macht krank! Eine angenehme Überraschung verursacht Blutandrang im Kopf 3s.**
- **Bei Coffea wird so ein emotionales Wirrwarr erzeugt, das leicht auf die körperliche Seite durchschlagen kann.**

Merke zu Coff.:

- **Allgemein**
  - ☐ **Überempfindlich** gegen
    - Das geringste Geräusch 4
    - Gegen **Schmerz 4**
    - **Schlaflosigkeit** durch übermäßige Freude 3s
- **Wichtige Eigenschaften**
  - ☐ Beschwerden durch übermäßiges Lachen 2s
- **Singuläre Symptome**
  - ☐ Furcht durch angenehme Überraschungen 2s *die Stimulation bewirkt das Gegenteil*
- **Krankheiten**
  - ☐ Schmerzen
  - ☐ Überreizung
  - ☐ Nervosität

Carcinosinisch / tuberculinische Arzneien

Weiter oben wurde bereits der psorische Prozess gegenüber dem carcinoinsich-tuberculinischen Prozess abgegrenzt.

Die Psora entspricht der Entwicklung an sich.

Carcinosinum / Tuberculinum stellt die Entwicklung in einer sozialen Gemeinschaft dar. Das heißt, hier wird die Beziehung zwischen zwei oder mehreren Individuen beschrieben.

Carcinosinum / Tuberculinum

Beides sind Nosoden. Beide Mittel verhalten sich polar zueinander. Aus diesem Grund werden beide Mittel nebeneinander dargestellt.

Im Anschluss daran erfolgt die Darstellung von Natrium carbonicum, dem Mittel das Carcinosinum am nächsten kommt.

Dann kommt Calcium phosphoricum, das Tuberculinum sehr nahe kommt.

Carc.

Carcinosinum

Brustkrebsnosode

Thema

- Überempfindlich für Eindrücke von Außen ohne die Fähigkeit und den Willen sich zu wehren
    - ☐ Keine Abwehr
        - Fremden Anteilen stellt sich kein Selbst entgegen
    - ☐ Über-Anpassung mit Selbstaufgabe
        - Social overachievement
    - ☐ Autoaggressionen bei scheinbaren Wohlbefinden
        - Multiple Wucherungen, ernste Erkrankungen aus heiteren Himmel

Prozess von Carc.

- Ist es möglich, ein Leben zu leben, ohne anderen zu schaden?
- Dies ist eine Kernfrage für Carcinosinum. Carcinosinum weiß um viele Zusammenhänge. Im Gegensatz zu Causticum versteht es sie. Es versucht sich nicht einzumischen, um selbst Schicksal zu spielen, es zieht sich vielmehr heraus. Durch den eigenen Prozess / Weg soll niemand zu Schaden kommen.
- Bitte stellen Sie sich hierzu einen schönen Garten vor. Jede Pflanze beansprucht Raum, damit sie gedeiht. Das Pflänzlein Carcinosinum wäre in diesem Garten ein besonders Feines. Es möchte eigentlich nicht wachsen, zumindest nicht nach außen, dann würde es ja andere behindern. Am liebsten wäre es nicht da.
- Carcinosinum kann den eigenen Prozess daher nur wenig nach außen entwickeln. Impulse und Ausprägungen werden nach Innen zurückgenommen. Bei Staphisagria entstehen so tiefe Blockaden, Carcinosinum geht einen großen Schritt weiter.
- Prozesse müssen sich entwickeln. Wenn nicht gesund nach Außen, so nach Innen. Bitte vergleichen Sie hierzu die Linienstruktur an einem Sandstrand. Hier zeigen sich dynamische Zustände des Wassers. Nimmt man einem System die Möglichkeit sich auszuprägen, so kann es die Energien, oder auch Dynamik nicht abgeben. Carcinosinum kennt keine Grenzen, kann sich daher auch nicht brechen. Es bildet sich so selbst in seinem Inneren ab, es bricht sich quasi mit sich selbst.
- Sein wahres Sein ist also nach Außen nicht sichtbar. Seine wahren Reaktionen werden Außen nicht spürbar. Scheinbar verträgt Carcinosinum alles. Es kann schwierige, fast unlösbare Situationen bezwingen und Dinge wegstecken, ohne dass davon etwas sichtbar würde.

Merke zu Carc.:

- **Allgemein**
  - ☐ Der **Mit-Mensch** steht im Mittelpunkt. Carcinosinum hat sich selbst aus den Augen verloren: **Mit-Gefühl**
  - ☐ **Unterdrückt** sein Verlangen und seine Wünsche, *(Sein)* ***SICH*** 1s
  - ☐ Beschwerden durch Unglücklichsein, durch den Einfluss anderer
- **Wichtige Eigenschaften**
  - ☐ Schlaflosigkeit bei Kindern 3s *unbewußte, verdrängte Inhalte lassen das Kind nachts nicht zur Ruhe kommen*
  - ☐ Beschwerden bei Kindern durch Bevormundung, durch sexuellen Missbrauch
  - ☐ Leicht beleidigt 4
  - ☐ Ordentlich *Anmerkung: die Ordnung ist etwas un-natürliches, dem Chaos der Natur zuwiderlaufend. Ordnung wird häufig durch Zwang und Druck erzeugt.*
  - ☐ Reaktionsmangel *der eigene Prozess ist verkümmert*
  - ☐ Krankengeschichte von Krebs, Diabetes, Herzinfarkt
- **Singuläre Symptome**
  - ☐ Zu höflich! 1s, Reißt sich die Haut um die Nägel aus 1s Nägelkauen *autoaggressiv*
  - ☐ verkrüppelte Nägel 1s *Anmerkung. Die aggressive Seite ist unterentwickelt*
- **Krankheiten**
  - ❑ Ernste Erkrankungen aus heiterem Himmel. *Vorzeichen wären nur für den „homöopathischen Fachmann“ zu erkennen gewesen*
  - ❑ KHK, Herzinfarkt *etwas sich zu sehr zu Herzen nehmen*

Tub.

Tuberculinum

Tuberculose-Nosode

Thema

- Überempfindlich für Einflüsse von Außen. Abschließen ist nicht möglich.
    - Heftige Abwehr in Form von Aggressivität
    - Gestörte soziale Entwicklung
    - Bei Versagen der Abwehr:
        - Schwerste Infekte der Lunge, des sozialen Organs
            - (Anmerkung: Die Lunge ist das Organ des (Gas)-Austausches. Ihre Störung betrifft immer soziale Funktionen.)
        - Irrsinn

Prozess von Tub.

- Tuberculinum bildet mit Carcinosinum ein Tandem oder eine Monade. Beide Mittel stellen die Beziehung zum Gegenüber in den Vordergrund. Carcinosinum prägt eigene Anteile eher nicht aus. Dahinter steht die Furcht, dass eigene Äußerungen anderen Schaden bringen. Tuberculinum hat eine tiefe Angst, Schaden durch andere zu erleiden. Tuberculinum ist extrem offen und schamhaft. Hier liegt die Nähe zu Hyos. und Phos. Der Dreh von Tuberculinum liegt daran, dass es den Spieß umdreht. Aus Angst vor dem Angriff greift Tuberculinum an und verletzt. Vergleichen Sie hier bitte Belladonna, ein hoch tuberculinisches Mittel, das beißt (4) dabei aber größte Angst hat, von einem Hund gebissen zu werden.

- Bei Tuberculinum ist diese Angst existentiell. Seine Reaktionen sind daher zügellos. Es lebt auf der abwehrenden Seite.

- Biologisch gesehen gibt es mehrere Möglichkeiten der Abwehr von Angriffen:

- Die erste ist der extreme Angriff, die äußerste Provokation. Vergleichen Sie hier Schmetterlinge, die durch optische Muster Augen vortäuschen. Denken Sie auch an Hunde, die bellen und bekanntermaßen nicht beißen.

- Die zweite ist die Flucht. Verlangen zu reisen, der Ortswechsel müssen bei Tuberculinum so gedeutet werden. Eine intellektuelle Ausprägung bedeutet Flucht aus der Realität. Tuberculinum ist so Hintergrund mancher Geisteskrankheit, wie Angsterkrankungen, Schizophrenie, ADHS....

- Die dritte ist das Sicht-Tot-Stellen. Das zeigt sich bei Tuberculinum durch eine vital gefährdende Blockade der Atmung oder durch extreme Abmagerung.

Merke zu Tub.:

- **Allgemein**
  - ☐ ***Die Angst vor dem*** **Gegenüber** bestimmt das Bild von Tuberculinum. Grenzüberschreitendes Verhalten dient zur Maskierung dieser Angst.
  - ☐ Schamlosigkeit bei Kindern 2s, Grosse Scham bei Kindern 1s
  - ☐ Widerspenstig gegenüber den Eltern 1s
  - ☐ Reisen 3 und Orts-, Job-Wechsel *als* ***Flucht vor dem Gegenüber***
- **Wichtige Eigenschaften**
  - ☐ Gesichtsausdruck jugendlich 1s, mit feinen Wimpern
  - ☐ Besser im warmen Bett 3, Besserung durch heißes Baden (siehe Rhus-t.)
- **Singuläre Symptome**
  - ☐ Husten bei Wind verbessert 1s, Wind verbessert 1/7,
  - ☐ Husten hart 1, im Schlaf 1s,
  - ☐ Furcht vor Tieren mit Fell 1s *Furcht vor dem Animalischen*
  - ☐ Dabei Haarwuchs am Rücken, dunkles feines Haar am Rücken bei Kindern 1s *die animalische Seite*
- **Krankheiten**
  - ☐ Kindliche Entwicklungsstörungen wie ADS, ADHS gehören zum tuberculinischen Miasma.
  - ☐ Asthma
  - ☐ Entzündliches Rheuma, Psoriasis (ungelebtes Tuberculinum)

Nat-c.

Natrium carbonicum

Natrium carbonat

Thema

- Selbstaufopferung mit heftiger Gegenreaktion (im Gegensatz zu Carcinosinum)

Prozess von Nat-c.:

- **Wie Natrium muriaticum, so ist auch Natrium carbonicum eine spezifische Antwort auf das Chaos des Lebens. Während sich die Erfahrungen von Nat-m mehr an äußeren Umständen reflektieren, stehen bei Nat-c Beziehungen im Mittelpunkt.**

- **Nat-m kann Leid an sich nicht ertragen, daher organisiert es sich seine Strategie zur Vermeidung von Leid. Nat-c. vermeidet Leid in Beziehungen. Dies ist nur durch große Anpassung bis hin zur Selbstaufgabe in der Beziehung möglich.**

- **Wie alle Natriumsalze so ist das Carbonicum-Salz auch spröde und unflexibel. Der eingeschlagene Weg der Selbstaufopferung führt zur heftigen Gegenreaktion. Dies zeigt sich in einer Abneigung gegen Bindungen, gegen Menschen und sogar gegen die eigene Familie. Hierin zeigt sich der Unterschied zu Carcinosinum, dem Bruder von Nat-c., das im Gegensatz zu ihm nicht bemerkt, wie es sich aufgibt.**

Merke zu Nat-c.:

- **Allgemein**
  - ☐ Ein **Magenmittel mit starker Reaktion auf Milch**: Milch verschlechtert 2 und Abneigung gegen Milch 3 *Milch symbolisiert die Mutterbindung und stellt gut die Ambivalenz dieses Mittels zu seiner eigenen Familie dar.*
  - ☐ Verlangen nach Harmonie ***schluckt***
- **Wichtige Eigenschaften**
  - ☐ Aufenthalt in der Sonne verschlechtert 3 Chronische Folgen eines Sonnenstichs
  - ☐ Brennender Harnröhrenschmerz am Ende des Urinierens 3/6
- **Singuläre Symptome**
  - ☐ Unfähig, nachzudenken, durch Studieren 2s
- **Krankheiten**
  - ☐ Chronische Magen-Darmerkrankungen wie Magengeschwüre
  - ☐ chronische Darmerkrankungen wie Colitis ulzerosa oder M. Crohn
  - ☐ Druckproblematik im Beruf und in der Partnerschaft

Belladonna, China und Cuprum

Tuberculinische Arzneien zeichnen sich durch eine Reihe von Grundthemen aus.

Die drei folgenden Mittel verkörpern jeweils einen Aspekt von Tuberculinum. Sie sind durch eine panikartige Angst gekennzeichnet.

- Belladonna **reagiert** aggressiv.
- China ist dazu nicht fähig. Stattdessen gleitet es ins Irreale ab.
- Cuprum macht auf extreme Art und Weise zu.

Bell.

Belladonna

Tollkirsche

Thema

- Überspannter eigener Impuls, Polarität zwischen Aggressivität und panikartiger Angst
    - ☐ Der akute Anteil von Tuberculinum

Prozess von Bell.

- **Belladonna stellt den akuten Anteil von Tuberculinum dar. Die Themen und Zusammenhänge sind die gleichen. Hier paaren sich größte Empfindlichkeiten mit heftigster Abwehr.**
- **Belladonna lebt die animalische Seite des Angriffs, indem es beißt.**
- **Es hat höchste Furcht und flieht.**
- **Heftiges Fieber kann als vehemente Abwehrreaktion einerseits oder als Versagen der Abwehr andererseits gedeutet werden.**
- **Die Widersprüche setzen sich fort: Es finden sich Zeichen der offenen Aggressivität: Bell. beißt. ebenso häufig wie Zeichen der gehemmten, nach innen gekehrten Aggressivität: Bell. knirscht mit den Zähnen.**
- **Zusammengefasst stellt Belladonna die extreme Entwicklung von Tuberculinum dar. Obwohl es zu Calc. komplementär ist, steht Belladonna Tuberculinum doch wesentlich näher.**

Merke zu Bell.:

- **Allgemein**
  - ☐ Sehr **ausdruckstarke intensive** Symptome (auch Emotionen und Schmerzen)
  - ☐ „Notschalter" – Funktion (Beispiel Migräne) mit pulsierenden klopfenden Schmerzen, schlechter durch Erschütterung
  - ☐ Hochakutes, **plötzlich** auftretendes **Fieber** mit deutlich sichtbaren **Hitzezeichen** (Rotes Gesicht und Augen bei hohem Fieber) mit **trockener** Haut (im Gegensatz zu Acon **= nass**)
- **Wichtige Eigenschaften**
  - ☐ **Reize** und werden nicht vertragen, Überspannt
    - Empfindlich gegen Licht 4,
    - Empfindlich gegen Zugluft 3, und liegt dennoch benommen im Bett
  - ☐ **Rechte** Seite *=aktiv*
  - ☐ **Aggressivität** und deren Hemmung
    - Beißen bei Kindern 4s,
    - Zähneknirschen 3,
    - Angst vor Hunden 4 mit
  - ☐ **Panikreaktionen**
    - Versucht zu fliehen 4
  - ☐ (Fieber) - Delir mit Wahnideen (Männchen auf der Tapete)
  - ☐ 3 Uhr und 15 Uhr verschlechtert, 3-15 Uhr verschlechtert
  - ☐ Der Kopf ist heiß während die Extremitäten kalt sind
  - ☐ Druck verbessert *hemmt den Impuls* (vergleiche Chin.)
- **Singuläre Symptome**
- **Krankheiten**
  - ☐ Hahnemanns Scharlacharznei
  - ☐ Kindliche Entwicklungsstörungen
  - ☐ Unkontrolliert aggressives Verhalten

Chin.

China officinalis

Chinarindenbaum

Thema

- Eine tiefe Angst hemmt
  - Blockade der Entwicklung
  - Ersatzweise Entwicklung:
    - „Luftschlösser“

Prozess von Chin.:

- **Ein Mittel, das Tuberculinum sehr nahe kommt.**
- **Belladonna lebt den aggressiven animalischen Anteil aus. China ist hier gehemmt. Die Zeichen der Hemmung ziehen sich durch seine wichtigen Symptome hindurch. Es ist nicht vital, sondern schwach. Es braucht nicht sanftes Anrühren, sondern starken Druck. Dann kann es erst konkret werden.**
- **Ansonsten schmiedet es besonders in der Nacht kühne Pläne, von deren Verwirklichung es weit entfernt ist.**

Merke zu Chin.:

- **Allgemein**
  - ☐ **Schwäche** durch Durchfall, Blutung, Schweiß etc.
  - ☐ **Periodisches** Fieber
- **Wichtige Eigenschaften**
  - ☐ Schmiedet viele Pläne nachts 3s *diese wird es aber kaum verwirklichen*
  - ☐ Angst vor Hunden 3 und anderen Tieren *zeigt seine Verwandtschaft mit Belladonna, seinem tuberculinischen Bruder*
  - ☐ Leichter Druck verschlechtert, schwerer Druck verbessert
  - ☐ Obst verschlechtert
- **Singuläre Symptome**
  - ☐ Untröstlich bis zum Suizid 3s
- **Krankheiten**
  - ☐ Überforderungsproblematik
  - ☐ Schwächender Durchfall

Cupr.

Cuprum metallicum

Kupfer

Thema:

- Impulsives Abschließen aus Angst vor der Verletzung bei großer Offenheit

Prozess von Cupr.:

- **Kann man in einer Gemeinschaft leben, ohne sich selbst zu verlieren?**
- **Welche Reaktion ist nötig, wenn das Gegenüber zu nahe tritt und verletzt?**
- **Cuprum spürt seine eigene Offenheit. Es kann sie aber nicht leben wie Phosphor. Cuprum spürt, dass ihm daher großer Schaden droht. Es unterdrückt daher eigene Äußerungen und lähmt seinen Prozess: Betäubung durch unterdrückte Hautausschläge!**
- **Unterdrückte Anteile führen zu einem gewaltigen Rückstau, der sich nur teilweise und gewaltsam löst: Cuprum weint unwillkürlich beim Gespräch.**
- **Überschießendes Abschließen blockt die vitalen Funktionen ab mit erstickenden Husten oder Krupphusten und Krämpfen.**
- **Cuprum lebt ganz die abwehrende Seite von Tuberculinum. Anstatt Aggression nach Außen, wie bei Belladonna oder Stramonium, werden eigene Impulse nicht zugelassen. Verbirgt sich dahinter eine Verletzung oder nur die Angst vor der Verletzung?**

Merke zu Cupr.:

- **Allgemein**
  - ☐ **Konvulsionen und Krämpfe** mit blau marmorierter Haut (Finger, Zehen, Daumen, Magen)
- **Wichtige Eigenschaften**
  - ☐ Ununterbrochene Hustenanfälle 3s
  - ☐ Erkrankungen des Gehirns durch unterdrückte Hautausschläge, unterdrückten Fußschweiß
  - ☐ Quälend schmerzende Nachwehen 3s
- **Singuläre Symptome**
  - ☐ Husten scheint im Magen widerzuhallen 1s
  - ☐ Weinen unwillkürlich während eines Gespräches 3s *Das Gespräch löst! Weinen wie automatisch!*
- **Krankheiten**
  - ☐ Ernster Verlauf von Krupp – Husten, trinken von kalten Wasser bessert
  - ☐ Autoaggression zum Beispiel Alkoholmissbrauch bei nicht ausgetragenem Partnerschaftskonflikt.

Caust.

Causticum Hahnemanni

Ätzkalk nach Hahnemann

Causticum ist ein Mittel, das zwischen allen Stühlen steht. Es ist einerseits ausgeprägt carcinosinisch wegen seines Mitgefühls. Andererseits ist es berühmt für seine Vorliebe für Geräuchertes und steht somit fast neben Tuberculinum. Causticum steht für nagelnahe Warzen (sykotisch). Es ist bekannt für seine zerstörende Wirkungen im Nervenbereich (Lähmungen)(syphilitisch).

Thema:

- **Übergroßes Mitgefühl** bei ausgeprägten Gerechtigkeitssinn
  - ☐ Schluckbeschwerden (der wunde Punkt)
  - ☐ Lähmung (nicht ertragen können)
  - ☐ Warzen (wegstecken)

Prozess von Caust.:

- **Ein Magenmittel ähnlich wie Calcium carbonicum. Magenmittel haben immer etwas mit Inhalten zu tun, die geschluckt, also verborgen werden. Sehr häufig geschieht dies unter Druck. Bei Natrium muriaticum ist es eine existentielle Angst vor dem Chaos. Bei Calcium ist es das Ende der psorischen Lebenskurve, die so bedrohlich erscheint.**
- **Causticum macht sich nicht um seine Existenz oder Entwicklung Sorgen. Sein Thema entwickelt sich aus den Wechselbeziehungen von lebendigen Wesen. Causticum spürt eine äußere Ordnung ähnlich Sulphur, das sich ebenfalls über alles hinwegsetzen möchte. Vergleichbar sind beide Mittel auch in ihrem äußeren Aspekt, dem Bild, das sie auf der Haut zeichnen können.**
- **Im Gegensatz zu Sulphur kann Causticum die gegebene Ordnung nicht akzeptieren. Er kann das nicht schlucken, es brennt ihm in der Kehle, im Rachen, in der Speiseröhre, es stößt ihm auf. Es ist ganz hitzig, emotional aufbrausend, rebellisch. Abkühlen lindert.**
- **Die äußere Ordnung reflektiert Causticum mit seiner eigenen inneren Ordnung. Er versteht das System Natur nicht. Er möchte seine eigene ideale Welt der äußeren Welt überstülpen. Deren prozesshafte Verlauf versucht es durch soziales Engagement, Engagement für die Natur, für Tiere zu beeinflussen.**

- **Natürlich spielt es sich da etwas vor. Klarheit ist nicht gefragt. "Bedecktes Wetter" bessert. Die Welt kann nicht "verbessert" werden. So muss Causticum wegstecken. Dies kann Causticum neben vielfältigen Magenbeschwerden auch in Form von Warzen. Bitte vergleichen Sie Inhalte, die unter den Nägeln brennen. Causticum ist bekannt für nagelnahe Warzen.**

Merke zu Caust.:

- Allgemein
  - ☐ **Übergroßes Mitgefühl** bei ausgeprägten **Gerechtigkeitssinn**. Übergroße **Tierliebe**, fehlendes Verständnis für **Menschen**.
- Wichtige Eigenschaften
  - ☐ Schluckt:
    - Husten durch kalte Getränke gebessert 3 *Hitzige Gefühle bedürfen der Abkühlung*
  - ☐ Blockade des Schluckaktes:
    - Schmerzen in der Halsgrube wie durch einen Fremdkörper 2s
  - ☐ Kann nicht verarbeiten:
    - Quälende Gedanken vor allem abends 2
  - ☐ Äußern und Abgeben gehemmt:
    - Stottern 3, durch Verdruss 2s durch Erregung
    - Atrmung behindert beim Sprechen 2s
    - Vergeblicher Harndrang mit Krämpfen im Rektum 2s
  - ☐ Geschluckte Inhalte blockieren und lähmen:
    - Allmählich erscheinende Lähmung 3s
    - Inkontinenz, Bettnässen
    - Weibliche Libido fehlt 3 *nicht „offen“ für Fremdes*
    - *Nagelnahe Warzen 3, im Gesicht 3*
  - ☐ Verlangen nach geräucherten Speisen 3 *Räuchern macht haltbar und fixiert Eigenschaften*

- Singuläre Symptome
  - Bedecktes Wetter bessert 1s klares trockenes Wetter verschlechtert!
- Krankheiten
  - Halsschmerzen
  - Magenschmerzen
  - Krankheiten nach Kummer und Ungerechtigkeit
  - Asthma durch unterdrückte Emotionen

Teil 3

Krankheitsentstehung und Therapie

3.1 Gedanken zur Krankheitsentstehung und Therapie

Miasmen und „chronische Krankheiten“

Im ersten Abschnitt des Buches ist auf der einen Seite der Zusammenhang von Homöopathie und parallelen Wissenschaften beleuchtet worden.

Im zweiten Abschnitt wurde darauf aufbauend eine Systematik der Grundmuster entwickelt.

Ein Sonderfall der Entwicklung ist die Entwicklung zur Krankheit hin. Auf diesen Sonderfall und auf die Therapie soll im folgenden Abschnitt eingegangen werden.

Wie Ihnen zuvor berichtet, sind die „chronischen Krankheiten“ aus der Not des Praktikers entstanden und nicht von der Hand des Wissenschaftlers.

Hahnemann hat in „Chronische Krankheiten“ eine 2. Krankheitslehre, die Miasmenlehre“ entwickelt.

Die Miasmen weisen den Weg zur Krankheitsentstehung

Die Miasmenlehre schlägt hier also eine Brücke zwischen Theorie und Praxis. In anderen Worten, sie ermöglicht einen Zugang zur komplexen Materie der Krankheitsentstehung.

Der Kerngedanke der Miasmenlehre soll hier nochmals aufgegriffen und weiterbehandelt werden:

Miasmen sind an den individuellen Prozess gebunden. Psora, Sykosis und Syphilis bilden eine Einheit in der Dreiheit, indem sie sich wechselseitig bedingen.

Das heißt, dass die Sykosis eine Funktion für die Psora erfüllt, genauso wie die Syphilis eine Funktion für die Sykosis und Psora.

Psora stellt das Grundmuster der individuellen Entwicklung dar. Sykosis bringt die Funktionen der Nachhaltigkeit, indem sie nährt und schützt.

Syphilis erfüllt die Funktion der Klärung des Prozesses, indem sie sykotische Strukturen gezielt abbaut und die Funktion der Weitergabe des Prozesses durch die sexuelle Funktion.

Die Miasmen ergeben also **bio-logisch** einen Sinn.

Bio-logischer Sinn der Miasmen

Der bio-logische Sinn der Miasmen besteht darin, dass durch sie Leben dauerhaft möglich wird. Durch sie können sich bestimmte Lebensformen durchsetzen.

Da es sich hier um grundlegende Muster des Lebens handelt, führen deren fehlerhafte Ausprägung zu typischen Krankheitsmustern.

Stellen Sie sich eine Sonate von Mozart oder Beethoven vor. In einem solchen Musikstück kommen ebenfalls gleich zu Beginn Themen vor. Diese Themen werden nach bestimmten Mustern variiert, „durchgeführt“ sagt der Fachmann. In der Schönheit eines Themas liegt der Kern der Schönheit eines Musikstückes.

Dass sich Musik aber auch aus Themen entwickeln lässt, die aus reinen Buchstabenfolgen bestehen, ist ebenfalls bekannt. (Vergleichen Sie hier bitte BACH von Johann Sebastian Bach.)

Musikstücke können transkribiert werden, das heisst, sie können in einer anderen Fassung auf anderen Instrumenten gespielt werden. Der Inhalt und die Wirkung bleiben ähnlich.

Werden Sie transponiert, so wird das gleiche Stück um einen halben Ton beispielsweise höher gespielt. Der Charakter des Stückes ändert sich dadurch kaum.

Beim Menschen sind die Grundthemen sozusagen schon im Keim angelegt. Das Fraktal determiniert die Entwicklung. Was sich letztendlich für ein „Stück“ entwickelt hängt von vielen Faktoren ab.

Das Grundthema eines Lebens muss sich ausprägen. Wird eine Ausprägung genommen, so erscheint stattdessen eine Variation.

Diese Sätze stellen den Kern der Psoralehre Hahnemanns dar:

Die Psora, der Krätzeausschlag, muss sich ausprägen. Wird ihm seine Ausprägung genommen, so bilden sich nach einer Latenz vielfältige sekundäre Formen von Psora.

Dies soll an dem nun folgenden Beispiel demonstriert werden.

Eine sykotische Krankengeschichte

Es handelt sich um eine etwas über 50-jährige Patientin, die wegen eines Tumorproblems zur Behandlung kam:

Diagnosen im Oktober 2002 direkt vor der Erstanamnese

- **Hypertensive Entgleisung**
- **Phäochromozytom rechts (Tumor der Nebennierenrinde)**
- **Gallensteinleiden**
- **M. Crohn**
- **Fistel**

Homöopathische Therapie seit Erstanamnese

Sil. C1000

Sil. C1000 in Wasser

Sil. C10 000

Sil. C10 000 in Wasser (Aktuell)

Sil. C50 000

Bei akuten Problemen wie Erkältungen Sil. C30 in Wasser

Bisheriger Verlauf

- **Kleine Infekte, auch eine Blutdruckkrise reagierten sofort auf Sil. C30 in Wasser.**
- **Eine akute Entgleisung des Blutdrucks und psychische Symptome gingen nach C1000 in Wasser zurück.**
- **Die Aktivität des M. Crohn ging nach C10000 in Wasser vollständig zurück.**
- **Die Fistel ist verheilt.**

Bislang traten keine schweren Blutdruckkrisen mehr auf.

Nach einer anfänglichen deutlichen Größenabnahme des Nebennierenrindentumors (Phäochromozytom) hat der Tumor zu Beginn des Jahres 2005 fast wieder die Ausgangsgröße erreicht.

Die Laborwerte liegen geringfügig über der Norm.

Wesentliche Angaben aus der Anamnese

- **In der Kindheit ein Überbein am Knie, das operiert wurde.**
- **Chronische (stechende) Halsbeschwerden bei chronischer Angina, die auch nach Operation nicht besser wurden.**
- **Nach Wegzug von zu Hause aus einer engen Beziehung mit einem dominierenden Vater entwickelte sich ein M. Crohn (entzündliche Darmerkrankung) mit Fistelbildung und chronischer Entzündungsaktivität.**
- **Nach homöopathischer Therapie von Rheuma und Hautbeschwerden tritt das Phäochromozytom auf.**

Bitte betrachten Sie diese Kette von Ereignissen.

Das Überbein am Knie wurde operiert. Damit wurde EIN Muster LOKAL entfernt.

Danach kam es zu weiteren Symptomen und Krankheitsbildern, die ebenfalls behandelt wurden.

Wie verändert sich die Entwicklung, wenn ein Symptom isoliert weggenommen wird?

Diese kritische Frage müssen Sie sich stellen, wenn Sie ein Menschenleben als ganzes betrachten.

Sind Ausprägungen bei der Geburt von Belang für die weitere Entwicklung der Lebenskurve? Und wie verhält es sich mit Eingriffen?

Was passiert mit dem Windelekzem?

Wir können dafür ja einen Pilz als Ursache finden?

Heilt es nach anti-mykotischer Therapie folgenlos ab?

Hahnemanns „chronische Krankheiten“ lehren, dass Eingriffe nicht folgenlos bleiben.

In unserem Beispiel wurde ein Muster der Wucherung weggenommen. Im Repertorium findet sich hier neben Sil. auch Calc-f. 3-wertig.

Das heißt, hinter der Ausprägung Exostose stehen 2 Fraktale (Arzneimittel-Muster): Silicea und Calcium fluoricum 3-wertig.

Symptom und Entwicklung

- **Ein Symptom ist Ausdruck des Prozesses oder der Entwicklung.**
- **Symptome entstehen an der Reaktionsstelle zwischen Individuum und Umgebung (System).**
- **Die Entwicklung stellt die Verbindung zwischen dem Einzelnen und dem System dar.**
- **Sie ist Bindeglied zwischen dem Teil und dem Ganzen.**
- **Ein gezieltes Auslöschen eines einzelnen Symptoms verstärkt die Entwicklung zu neuen Symptomen des gleichen Musters.**

Wird ein Symptom weggenommen, so verändert sich der Prozess derart, dass er ein Ersatz-Symptom hervorbringt!

Das Ersatz-Symptom

Das Ersatzsymptom stellt den Endpunkt einer ersatzweisen Entwicklung dar.

Ein Ersatz-Symptom tritt dann auf, wenn ein Prozess in seiner natürlichen Ausprägung behindert wurde.

Die extreme Behinderung stellt die chirurgische oder chemische Wegnahme von Symptomen dar.

In unserem Beispiel gab es keine weiteren Symptome im Bereich der Knochen. Dafür zeigten sich zeitversetzt Schluckbeschwerden. Diese Schluckbeschwerden hingen sicherlich mit einer chronischen Angina zusammen.

So folgt in dieser Krankheitsgeschichte Symptom auf Symptom.

Betrachten wir diese Verkettung von Symptomen aufs Neue, so können wir ein sykotisches Muster herausarbeiten:

Sykotisches Muster in den Ersatzsymptomen

Die Exostose stellt eine extreme Verstärkung der Hüllstruktur dar.

Die chronische Angina verhindert durch ihre Schwellung das „Schlucken" einerseits, andererseits macht sie Äußerungen schwer.

Diese beiden Symptome und der Hergang der Krankengeschichte verdeutlichen, dass das Fraktal im Bereich der sykotischen Entwicklungen zu suchen ist.

Eine weitere Bearbeitung der Krankengeschichte führt uns zum Prozess:

Kurzfassung des Prozesses

Leichter Druck von außen

Führt zur Rücknahme von „Äußerungen"

In Form von körperlichen

oder auch psychischen Symptomen:

„kann sich nicht mehr outen"

Als Reaktion

1. Ab-wehren (tuberculinisch)

2. Später erstarren

3. Zuletzt ausgrenzen der ursprünglichen Krankheitsimpulse

4. Als Spätfolge sykotisch unkontrolliert wuchernd

Schlagen Sie hier bitte das Arzneimittel Silicea auf und vergleichen Sie!

Was bedeutet hier der sykotische Prozess?

An diesem Beispiel wird deutlich, dass bei dieser Patientin Silicea immer neue Strukturen hervorbringt.

Lokale Behandlung führt dazu, dass sich sykotische Reaktionen in der Tiefe bilden.

Entscheidend ist die Funktion, die diese Strukturen eigentlich erfüllen sollen.

Hierzu soll das Thema von Silicea kurz erläutert werden:

Thema von Silicea

Nach Eindringen fremder Anteile von Außen:

1. Rücknahme eigener Äußerungen

2. Blockadereaktion

3. Trotzreaktion

4. Abschottung nach Außen

5. Einhüllen

6. Überreaktion/Überschießende Abwehr

7. Fließender Eiter

8. Fistelbildung

9. Tumor

Silicea ist überempfindlich, noch empfindlicher als Phosphor. Es kann das Eindringen von fremden Anteilen nicht ertragen. Deswegen ist es das Mittel, das auf Impfungen mit chronischen Beschwerden reagiert.

Der verstärkte Aufbau der Hüllfunktion folgt einem tiefen Bedürfnis nach Schutz.

Die Hülle von Silicea dient der Abwehr. Wird seine Hülle entfernt, so reagiert es mit überschießender Abwehr.

Das psorische Thema von Silicea

Das psorische Thema von Silicea liegt also in einer tiefen Angst vor Verletzung, weil Silicea weiß, dass es damit nicht fertig werden kann.

Die Verletzung ist SEIN SCHICKSAL.

Siliceas Antwort auf dieses existentielle Problem ist die Vorsorge vor der Verletzung: Silicea verschließt sich nach Außen, kann daher nicht angegriffen werden.

Zum Vergleich seien psorische Themen anderer sykotischer Mittel aufgeführt.

Das psorische Thema von Lycopodium

Das psorische Thema von Lycopodium liegt in der Hilflosigkeit.

Daher schart es Freunde um sich.

Das psorische Thema von Pulsatilla

Das psorische Thema von Pulsatilla ist sein Gefühl, in dieser Welt allein gelassen zu sein.

Daher sucht sich Pulsatilla einen Bindungspartner, den es nicht mehr loslässt.

Miasmen stellen Kompensationsmechanismen dar:

Die tiefen unlösbaren Themen der Entwicklung machen zur „Lebensbewältigung" sekundäre Mechanismen notwendig.

Wird nur der sykotische, also kompensatorische Anteil der Entwicklung behandelt, so tritt das zugrunde liegende Problem verstärkt auf und wird möglicherweise eine starke Verschlechterung hervorrufen!

Das Mittel der Entwicklung

Das einer Entwicklung zugrunde liegende Arzneimittel kann über einen längeren Zeitraum mit konstantem Erfolg bei unterschiedlichen Krankheitszuständen angewendet werden.

Der Fall hat sich nach der Gabe von Silicea sehr gut entwickelt. Innerhalb der letzten 3 Jahre konnte Silicea in unterschiedlichen Potenzen unterschiedliche Zustände immer wieder gut beheben.

In diesem Fall kam Silicea aber nach einer langen Reihe anderer homöopathischer Mittel unter anderen auch nach Syphilinum, Psorinum und Sulphur!

Gerade Sulphur hat die entscheidende letzte Verschlechterung hervorgerufen.

Die Heringschen Regeln

Wird das Mittel der Entwicklung mit Erfolg gegeben, so wird der Entwicklungsprozess in einem Bereich nahe der Ausgangssituation erneut angestoßen:

Es zeigt sich folgende Wirkrichtung:

- **Von Innen nach Außen**
- **Von Oben nach Unten**
- **Alte Krankheiten treten in umgekehrter Chronologie erneut auf.**

Einige wichtige Angaben zur Arzneimittelfindung

Die richtige homöopathische Arznei soll die Entwicklung eines Individuums vollständig darstellen und erklären.

Die Miasmen werfen Licht auf die Krankheitsentstehung.

Einige wesentliche Eigenheiten der Arzneimittelfindung seien am letzten Beispiel erläutert:

1 Ein Individuum wird durch seine Ausgangssituation geprägt

Gerade alte Symptome, die auf dem Weg zu einer Krankheit auftraten, bilden das Mittel der Entwicklung ab.

„Verdrängte" alte Symptome zeigen, verraten die Gestalt der ursprünglichen Muster.

Sie erinnern sich hier sicher an den Abschnitt Geburt und Entwicklung. Die Grundmuster, die sich bei der Geburt zeigen, lassen sich häufig ein ganzes Leben hindurch verfolgen!

Bei dem vorher ausführlich besprochenen Beispiel sind diese Muster sykotischer Natur, also muss das Mittel ein sykotisches sein.

2 Prozess der Krankheitsentstehung

Der Prozess der Krankheitsentstehung muss sich mit der potentiellen (möglichen) Entwicklung (Prozess) des Arzneimittels decken.

Zu diesem Zweck sind sämtliche Arzneimittel auch als Prozess oder Entwicklung dargestellt worden. Der Autor hat nie erlebt, dass beim richtigen Mittel der Prozess der Krankheitsentstehung nicht mit dem Prozess des Mittels übereingestimmt hätte.

3 Das „sonderliche" Symptom

Das sonderliche Symptom stellt einen direkten Bezug zum Fraktal (des Arzneimittels und des Patienten) dar.

Es hebt sich häufig von einem vordergründigen Inhalt ab und erlaubt den Bezug zur Entwicklung.

Die oben erwähnte Aufstellung ist nicht erschöpfend.

Sie soll nur wesentliche Punkte der Anamnese und der Arzneimittelfindung darstellen.

Der Notfall

Der Notfall stellt das letzte Bruchstück einer extremen Entwicklung dar

Der Notfall stellt hier nur das letzte Bruchstück einer extremen Entwicklung dar.

Bitte blättern Sie zurück. Bereits zu Beginn wurde darauf verwiesen, dass beispielsweise Pulsatilla als das akute Silicea gilt oder Belladonna auch das akute Calcium carbonicum. In der Tat werden durch das zugrunde liegende Fraktal = Arzneimittelbild fast deckungsgleich Symptomenbilder abgebildet. Der Prozess von Calcium und Belladonna beispielsweise unterscheidet sich grundlegend. Calcium ist träge und neigt zum Rückschritt. Belladonna kann an Heftigkeit kaum von einem anderen Mittel übertroffen werden.

Und dennoch wirkt Belladonna auch, wenn von der Entwicklung Calcium angezeigt wäre. Allein der Verlauf nach der akuten Behandlung zeigt den Erfolg. In diesem Falle kehrt nicht eine Ruhe und Gelassenheit ein, wie in dem oben dargestellten Fall von Silicea. Die Behandlung wird mit recht großer Wahrscheinlichkeit bald mit einem anderen Mittel fortgesetzt werden müssen.

Ein reines Krisenmanagement mit einigen akuten Arzneien wird immer häufiger schwere Krankheitszustände hervorbringen, die letztendlich nicht mehr auf eine „einfache" Homöopathie ansprechen.

3.2 Der homöopathische Notfall

Die akute existentielle Bedrohung des Prozesses (von Außen)

Die in den vorangegangenen Kapiteln dargestellte Systematik kann natürlich auch auf das akute Geschehen eines Unfalles übertragen werden.

Hier hilft sie Folgen und Kompensation der Folgen von Unfällen verstehen.

Entwicklung und Un-Fall - Entwicklung und Not-Fall

Bei der individuellen Entwicklung werden über das ganze Leben hin Muster/ Fraktale erzeugt, die dem psorischen Grundprozess entsprechen. Der Prozess steuert die Entwicklung. Die sykotische Komponente hüllt ihn ein, stärkt ihn, macht ihn nach Außen stabil. Die syphilitische Komponente löst die Hülle punktuell auf, damit die Entwicklung nicht zum Erliegen kommt. Das Zusammenspiel dieser drei Elemente bestimmt die Entwicklung eines Menschen.

Bitte blättern Sie zurück und betrachten Sie die Arzneimittel, die den Grundmustern der Entwicklung entsprechen!

Stellen Sie sich ein Naturereignis vor. Ein Erdbeben wird ein Haus zum Einstürzen bringen, mag es noch so gut gebaut sein. Wenn ein äußeres Ereignis den inneren Prozess vital, also lebensbedrohlich angreift, so bilden sich Muster des äußeren Angriffs ab. Im Extremfall zerstört der Angriff den Prozess. In jedem Fall beeinträchtigt der Angriff die Entwicklung: Nach einem Beinbruch kann man in der Regel nicht mehr gehen.

Grundmuster: Un-Fall und Psora

Zeichen des Angriffs auf den Prozess:

Außer sich sein, geschlagenes Gefühl (vergleichen Sie hier bitte Arnica).

Zeichen des Angriffs auf den sykotischen, einhüllenden Anteil des Prozesses.

Kein direktes Anzeichen eines Angriffs. Die Zerstörung wird gekittet und wuchert später. Es ist erstaunlich, wie viele Un-fall-mittel zur krebsartigen Wucherung neigen. Unfall muss hier sicher im weiteren Sinne als Trauma gefasst werden. (Vergleichen Sie hier bitte Conium maculatum.)

Zeichen des Angriffs auf den syphilitischen öffnenden Anteil des Prozesses:

Der Angriff bleibt in der Tiefe erhalten. Er treibt in der Tiefe sein Unwesen und führt zu einer defekten, also mangelhaften Entwicklung des Prozesses. (Vergleichen Sie hier die Säuren, allen voran die Schwefelsäure.)

Wie bei der Systematik der Miasmen können hier auch Grundmuster der Entwicklung gefunden werden.

Themen von Unfallmitteln

Mittel	Miasma	Thema
Acon.	Psorisch	Vor der Konfrontation (Unfall)
Arn.	Psorisch	Nach der Konfrontation (Unfall)
Con.	Sykotisch	Krebs nach Quetschung
Sul-ac.	Syphilitisch	Zeichen der Verletzung bleiben in der Tiefe bestehen

Diese drei grundsätzlichen Themen lassen sich in der obigen Tabelle gut nachvollziehen.

Bei Conium wird das Trauma verdrängt und führt als Spätfolge zu Krebs.

Bei der Schwefelsäure bleiben Zeichen des Traumas bestehen, obwohl die eigentliche Ursache nicht mehr klar ist. Schwefelsäure ist ein Mittel für chronische Beschwerden als Folge einer Verletzung.

Sie können sich leicht vorstellen, dass eine Naturkatastrophe ein individuelles Schicksal nicht unberührt lässt. Jedes einstürzende Haus bei einem Erbeben begräbt seine Opfer. Jeder Autounfall hat potentielle Opfer. Es ist zuweilen erstaunlich, in welch schwierigen Situationen Menschen überleben können.

Ein schweres Trauma wird jedoch immer tiefe Spuren hinterlassen, egal, wie sich der Mensch bis zu diesem Zeitpunkt entwickelt hat. Ein Trauma drückt seinen eigenen Stempel auf das Schicksal von Menschen.

So können wir großen Traumata, so wie dies Hahnemann schon bei den großen bedrohlichen Seuchen getan hat, allgemeine Muster der Reaktion zuordnen, die eine Gültigkeit vom haben unabhängig vom zugrunde liegenden tiefen Prozess.

So werden die Bruchstücke des einstürzenden Hauses, die Beine eines Menschen brechen, unabhängig von seiner bisherigen Entwicklung, sei es Calc. oder Lyc.

Das Muster entspricht dem Trauma und nicht dem Patienten!

Auch hier liegt eine Stärke der Homöopathie. Vergessen Sie nicht, dass die Seuchen in Europa zur Verbreitung der Homöopathie beigetragen haben (sozusagen durch „geistige Ansteckung" aufgrund der Wirkerfahrung). Cholera und Typhus, bis dato Krankheiten mit sehr unsicheren Ausgang, wurden mit Homöopathie zu einem großen Prozentsatz heilbar.

Die großen Seuchen

Fulminant verlaufende Krankheiten prägen derart, dass die individuellen Prozesse in den Hintergrund treten. Nur so wird erklärbar, dass 3 verschiedene Arzneien dieselbe Choleraepidemie zu heilen vermögen.

3.3 Notfall und Therapie

Die individuelle Entwicklung nimmt einen bedrohlichen Verlauf

Im folgenden Kapitel sollen **Themen von Arzneimitteln, Symptome von Arzneimitteln und akuten Problemen** zusammen dargestellt werden. Auch hier soll der Zusammenhang zwischen akut und chronisch vermittelt werden.

Der Autor hat versucht sieben große Gruppen von Zuständen in Tabellen zusammenzufassen:

Sie finden

- Schmerz
- Brennender Schmerz
- Fieber
- Verletzung
- Atemnot
- Schwäche/Kollaps
- Erbrechen
- Durchfall

zusätzlich:

- Schwindel
- Kinderkrankheiten

Diese Zusammenstellung soll den Zusammenhang zwischen Symptom und Entwicklung zum Symptom verdeutlichen.

Die Entwicklung erschließt sich nur durch eine ausführliche Anamnese. Ein reines Nachschlagen von Symptomen im Repertorium bringt zwar eine gewisse Wahrscheinlichkeit für das eine oder andere homöopathische Mittel, reicht aber für eine kunstgerechte Homöopathische Behandlung nicht aus.

Eine höhere Sicherheit herrscht erst dann, wenn die Repertorisation (das Nachschlagen des Mittels) mit dem Prozess (der Entwicklung) übereinstimmt!

Schmerz

Schmerz ist ein akutes oder auch chronisches Symptom. Schmerz blockiert und ist Zeichen einer Blockierung:

In der Blockierung liegt der bio-logische Sinn: Eine Genickstarre schützt Nerven vor Verletzungen.

Die Blockierung ihrerseits ist Hinweis auf einen unterbrochenen Prozess.

Bitte denken Sie hier auch an den eingangs zitierten Vers aus dem Tao Te King. Wo liegt die Ursache, wo die Wirkung?

Im Notfall werden die aufgeführten Arzneien sicher wirken. Soll ihre Wirkung von Dauer sein, so muss der Weg (Prozess) der Krankheitsentstehung aufgedeckt werden.

Mittel	Thema	Symptome
Coff.	Überempfindlich Leicht erregbar	Starke Schmerzempfindung, Überreizung
Acon.	Unmittelbar vor der Konfrontation mit der Übermacht	Todesangst und Unruhe „vor dem Trauma“ Panik, Angst nach Unfällen
Cham.	Ambivalenz der Mutter-Kind-Bindung	Zorn und Ärger Mutter-Kind-Bindung auf dem „Prüfstand“ „Das“ Zahnungsmittel Will getragen werden und stößt dennoch die Mutter weg

Brennender Schmerz

Mittel	Thema	Symptome
Ars.	Sicherheit	Hitze bessert Kalter Schweiß bessert
Caust.	Gerechtigkeit	Wunder Rachenschmerz, kaltes Wasser bessert
Phos	Offenheit	Hitze verschlechtert
Sulph.	Aussteiger	Brennende blutrote Körperöffnungen, muss Beine in der Nacht abdecken

Weitere „Schmerzmittel“

Mittel	Symptome
Bell.	Heftigste akute Schmerzen, plötzlicher Beginn Fülle und Hitze, besonders im Kopf
Rhus-tox.	Beginn der Bewegung verschlechtert, fortgesetzte Bewegung verbessert „Blockaden“ nach Verletzungen
Bry.	Trockenheit Leichte Berührung verschlechtert, feste Berührung verbessert, stechende Schmerzen „Grippemittel“
Kali-c.	Wie eine zum Platzen gespannte Blase, jede Veränderung bringt Verschlechterung, springende punktförmige Schmerzen

Fieber

Fieber ist Zeichen einer Abwehr-Reaktion.

Biologisch ist es sehr sinnvoll. Denken Sie nur daran, dass bei hohem Fieber manche Viren und Bakterien nicht überleben können. Eine generelle homöopathische Behandlung von Fieber macht also keinen Sinn, da hier häufig nur die Reaktion / Fieber unterdrückt wird. Dies löst eine Gegen-Reaktion aus, die sich in einer gehemmten Entwicklung zeigen wird.

Mittel	Thema	Symptome
Bell.	Heißgelaufener Mensch, Kurz vor der Überhitzung wird der Notschalter umgelegt	Plötzlich hohes Fieber Rechteckkurve Schweiß, Völle im Kopf
Acon.	Die Erkältung ist gerade eingedrungen. Frösteln und Unruhezeichen zeigen an, dass Schwereres folgt.	Anfangsstadium der Erkältung, Nach „Ost"- Wind Frösteln
Calc.	Einmal aus der Ruhe und Geborgenheit gebracht, kommt es zu hitzigen und trotzigen Reaktionen, dass nur die Ruhe wieder einkehren möge!	Kopfschweiß nachts Der „chronische" Anteil von Belladonna
Phos.	Offenheit führt zum „phosphoreszieren" oder glimmen. Das heißt, nicht verdaute Anteile werden aktiv und erhitzen das Umfeld.	Trockenes Fieber mit innerer Hitze Großer Durst Inneres „Verglühen"
Chin.	Überforderungsproblematik sich verausgaben, wegfließen	**Schwäche** durch Durchfall, Blutung, Schweiß etc. **Periodisches** Fieber, Wechselfieber
Puls.	Ersatzsymptome, wenn eine Trennung nicht verschmerzt werden kann	Abwechselnde Zustände, Ruf nach Zuwendung

Verletzung

Die Verletzung ist ein großes Thema in der Homöopathie.

Verletzung entspricht dem großen Thema der Psora. Jede Verletzung stört die Entwicklung.

Bitte machen Sie sich auch hier Gedanken zu Ursache und Wirkung. Das Kind, das sich häufig anstößt, sollte nicht Arnica bekommen, weil die blauen Beulen danach so toll verschwinden. Es braucht ein Mittel, das seine Neigung zu Unfällen oder Stürzen erklärt.

Ein solches Mittel wäre zum Beispiel Calcium carbonicum. Calc. ist tollpatschig, also stürzt es.

Nach einem großen Trauma ist natürlich Arnica ein großartiges Mittel, dessen schmerzstillende und heilende Wirkung der Autor bis jetzt in seiner Familie zweimal erleben durfte.

Verletzung

Mittel	Thema	Symptome
Apis	Die sofortige Reaktion und Abwehr nach einer Verletzung	Bienenstich, Insektenstich Blutvergiftung nach Stich
Arn.	Nach einer Konfrontation, Vielleicht war Übermut im Spiel	„Ohnmacht" nach dem Trauma Wie geschlagen, blaue Flecken
Con.	Kann Traumata nicht verarbeiten Verhärtung und Wucherung	Schläge auf Drüsen, geringe Schmerzen, ausgeprägte Verhärtung
Hyp.	Die tiefe Verletzung, auch psychisch	Die durchstoßene Wunde, der Nagel im Fuß, stark schmerzende Stichverletzung
Lach.	Spätere Reaktion auf Verletzungen: Narben werden rot 3, schmerzhaft 2 überschießende Reaktion	Verletzung wird dunkel, nekrotisch, abgestorbenes Gewebe, Blutvergiftung
Phos.	Offenheit führt zu großer Verletzbarkeit, die Hülle (Haut) fehlt	Relativ kleine Verletzung mit ausgiebiger Blutung
Staph.	Der Rittersporn braucht die Rüstung zur Bewahrung der Ritterlichkeit. Eine Grenzüberschreitung verursacht eine heftige Abwehr-Reaktion.	Die „Schnitt" - Verletzung nach Operationen, das Gerstenkorn

Atemnot

Atemnot ist ein Symptom, das nicht ernst genug genommen werde sollte. Ohne funktionierende Atmung ist Leben nicht möglich.

Die Blockade der Atmung unterbricht den Lebensprozess.

Betrachten wir die Materia medica, so finden wir viele Mittel, die hier eine schleichende aber stete Entwicklung anstoßen.

In diesem Buch sind Notfallmittel wie Hep. Cupr., oder auch Phos. angeführt. Solche Mittel müssen der tiefen Entwicklung entsprechen und dürfen keineswegs wiederholt werden, wenn die erste Gabe keinen Erfolg brachte.

Der Autor sah praktisch immer das richtige Mittel sofort wirken. Eine fehlerhafte Wiederholung kann zur Verschlechterung der Symptome führen.

Atemnot

Mittel	Thema	Symptome
Apis	Die sofortige Reaktion und Abwehr nach einer Verletzung	Glasige rote Schwellung im Rachenbereich
Ars.	Kontrolle der vitalen Funktionen blockiert vitale Funktionen	Erschöpfung, Profuse Schweiße, die angenehm sind und bessern
Calc.	Versucht unter Druck die Entwicklung für sich zu bezwingen, dabei Tendenz zum Rückschritt. Das Alte gibt mehr Sicherheit als das Neue.	Kopfschweiß Atemnot beim Treppensteigen, Anstrengung agg.
Carbo-v.	Fehlen der Sykosis an sich! Die Atmung als Teil des Stoffwechsels kann daher nicht funktionieren	Atemnot nach Überessen 3, möchte angefächelt werden 3, Aufstoßen verbessert Atemnot 3 *(zwei paradoxe Symptome)*
Cupr.	Etwas verträgt sich mit seinem „Leben“ nicht	Bläulich marmorierte Haut, Absolutes Dichtmachen des Kehlkopfes
Hep.	Blockade des Prozesses	Beginn des Krupp,
Lyc.	Versucht unter Druck die Entwicklung für sich zu bezwingen, dabei Tendenz, Etappen zu überspringen. Das Neue gibt mehr Sicherheit als das Alte.	Kitzelhusten, lauter rasselnder Husten. Erregt die Aufmerksamkeit
Phos.	Das fehlen einer Haut (Sykosis) führt zum Ausfließen	Erschöpfender trockener Husten, nach Sprechen schlechter

Schwäche, Kollaps

Schwäche oder Kollaps kann Zeichen einer **lebensbedrohlichen** Störung sein.

Hier ist unbedingt ein Notarzt zu rufen.

Kommen solche Zustände jedoch regelmäßig vor, dann ist diese Störung als chronisch einzustufen und bedarf der **sorgfältigsten Anamnese**, da sich dahinter verschiedene existentielle Themen zu verbergen pflegen.

Hinter Schwäche und Kollaps verbergen sich existentielle Themen.

Im einfachen, harmlosen Notfall bitte auch nur einmalige Gabe. Bedenken Sie, dass ernste Krankheiten auch aus heiterem Himmel kommen können.

Mittel	Thema	Symptome
Bell.	Ausschaltfunktion	Plötzlich, aus heiteren Himmel, dabei heftiger Mensch, Stauung und Hitze, Sonnenstich
Chin.	Überforderungsproblematik Hochtrabende Gedanken	Schwäche nach Durchfall, Schwitzen
Cupr.	Etwas verträgt sich mit seinem „Leben" nicht,	Krämpfe, dicht machen, Durchfall
Glon.	Überreaktion bei schwach ausgeprägten Prozess (ähnlich Zincum)	Hitzeschlag
Puls.	Eifersuchtsproblematik, Verlassensein , getrennt von dem „geliebten" Menschen	Ohnmacht in „geschlossenen" Räumen, braucht frische Luft, obwohl sie fröstelt, Abwechselnde Zustände, braucht die Zuwendung
Verat.	Selbstüberschätzung	Kalter Schweiß auf der Stirn

Erbrechen und Durchfall

Erbrechen und Durchfall ist gerade bei Kindern ein dankbares Thema, da es die gesamte Entwicklung begleitet. Wie bei den Kinderkrankheiten, können hier einige Empfehlungen gegeben werden.

Beachten Sie, dass Erbrechen eine Umkehrung des Schluck-Aktes darstellt. „Anteile" können nicht verdaut werden und werden unverdaut ausgespuckt. Gerade Kinder sind einem großen Anpassungsdruck (Schlucken) ausgesetzt. Erziehung bedeutet hier soziale Anpassung durch Druck von Außen.

Leicht erziehbare Kinder sind häufig carcinosinisch (siehe auch Carc.). Homöopathisch gesehen bemerken diese Kinder nicht, wie sie sich anpassen oder auch schlucken.

Tuberculinische Kinder (siehe Tub.) schlucken nicht. Sie provozieren vielmehr. Solche Kinder sind häufig drahtig dünn, werden aber kaum krank.

Carcinosinische Magenmittel sind Calc., Caust., Nat-m., Nat-c., Phos. und Sil.. Bitte vergleichen Sie die Themen und Prozesse dieser Mittel.

Durchfall wird im Volksmund auch „Schiss" genannt. Schiss steht für eine tiefe Angst. Alles fahren lassen ist Teil einer panikartigen Fluchreaktion im Tierreich.

In der vernetzenden Materia medica findet sich diese existentielle Angst bei allen Mitteln, die mit Durchfall zu tun haben.

Durchfallmittel sind Arn. Ars. Calc., Lach. Phos., Puls., Sil., Sulph., Tub., Zinc.

Akute Mittel für Durchfall: Camph., Chin., Cupr., Verat..

Erbrechen ist ein Krankheitsmuster, das häufig auf einer carcinosinischen Entwicklung beruht.

Durchfall ist ein Krankheitsmuster, das häufig auf einer existentiell psorischen Ebene liegt.

Erbrechen

Mittel	Thema	Symptome
Ars.	Kontrolle von Gefühlen führt zu erschlaffter Vitalität.	Erschöpfung, Vergiftungen, „Erschöpfungszustand“
Cocc.	Stemmt sich gegen Entwicklung, da er Entwicklung, die häufig mit Leid verbunden ist, nicht ertragen kann	Reisekrankheit
Coloc.	Geschluckte Gefühle, vor allem Wut, verbohrt sich in der Tiefe. Emotionale Unreife	„Kneifende“ Bauchschmerzen, „Gegen“-Druck bessert, zusammenbeugen bessert
Ipec.	Blockade im Magenbereich	Wechselfieber mit wiederholten Erbrechen, langer Übelkeit, Blutung aus dem Darm mit Erbrechen
Nux-v.	Perfektion für zu riesigen Druck. Um eine Aufgabe zu bewältigen, muss geschluckt werden.	Erbrechen nach Überessen, verträgt nicht Alkohol und Kaffe, trinkt es dennoch
Phos.	Innere Hitze infolge Überlastung der Verarbeitung führt zum Aufnahmestopp	Erbricht sobald Wasser im Magen warm wird, Helle Blutungen, Durst auf kaltes Wasser
Verat.	„Schiss“ Durchfall aus Angst vor der eigenen Courage (Übermut)	Dabei Kollaps, kalte Schweiße, besonders Stirn. Gleichzeitig Durchfall und Krämpfe, Cholera

Durchfall

Mittel	Thema	Symptome
Ars.	Kontrolle von Gefühlen führt zu erschlaffter Vitalität	Nach Fleisch, Wärme besser, reichlich Schweiß, der angenehm ist
Camph.	Extreme Angst vor der Zukunft	Durchfall mit Kältegefühl, dabei Verlangen nach kalter Luft, Durchfall als körperlich ausgedrückte Angst
Cupr.	Abschliessen bei Furcht sich selbst zu verlieren	Heftige Krämpfe und Verkrampfungen, Finger werden blau, Durchfall als körperlich ausgedrückte Angst
China	Eine tiefe Angst hemmt	Schwäche durch Durchfall, nach rohem Obst, Gemüse
Sulph.	Die Entwicklung und ihr Ausdruck (der Stuhlgang ist eine Form des Ausdruckes) ist gestört	Diarrhö nach unterdrückten Hautausschlägen 3, nach Erkrankungen 2, Diarrhö morgens 2, treibt ihn aus dem Bett 3, Rektum schmerzt wund nach Diarrhö 4
Verat.	„Schiss"= Durchfall aus Angst vor der eigenen Courage	Erbrechen und Durchfall gleichzeitig

Angst

Ängste stellen häufig die Ursache für Entwicklungen dar.

Wie bereits dargestellt, versucht Arsen sein Leben zu kontrollieren, aus Wissen über den chaotischen Lauf des Lebens.

Pulsatilla ist sich seiner Angst nicht bewusst. Wie alle sykotischen Arzneien hat es seine Angst verdrängt.

Die psorischen Mittel, allen voran Sulphur, nehmen die Grundängste zu ernst und drohen daran zu zerbrechen.

Ähnliche Ängste verbergen sich hinter unterschiedlichen Prozessen. Dies erklärt, warum große Mittel wie Lyc., Nux-v., Ars. zum Verwechseln ähnlich erscheinen können.

Existentielle Ängste haben alle psorischen und sykotischen Mittel.

Wirklich akute Angst sollte wieder nur in Einmalgaben behandelt werden und der Kranke nicht alleingelassen werden (persönliche Begleitung gehört zur Be-Handlung und in verzweifelten Fällen muss man auch an das Risiko einer Selbsttötung denken; gibt es hierfür Anzeichen, ist ohnehin professionelle Hilfe unabdingbar).
Wirkt das Mittel nicht, bitte keine Wiederholung. Ängste können mit der passenden homöopathischen Arznei verschwinden. Bei der verfrühten Gabe können sich bei empfindlichen Patienten Arzneimittelreaktionen ausbilden, die das Ausmaß der ursprünglich behandelten Angst übertreffen.

Bitte nehmen Sie bei der Behandlung von akuter Angst erst die nächste Gabe, wenn das Mittel nicht mehr wirkt.

Nach Erfahrung des Autors sollte daher Angst nur im äußersten Notfall ohne Anamnese homöopathisch behandelt werden.

Angst

Mittel	Thema	Symptome
Acon.	Vor einem psorischen Ereignis	Größte Unruhe, außer sich, Direkt nach dem akuten Ereignis
Ars.	Verzweifelter Versuch mit eigener Ordnung gegen Ungewissheit / Chaos anzukämpfen	Angst mit existentieller Unsicherheit
Calc.	Versucht unter Druck die Entwicklung für sich zu bezwingen, dabei Tendenz zum Rückschritt. Das Alte gibt mehr Sicherheit als das Neue.	Ängstlich, eher apathisch, leicht zu beeindrucken durch „schlechte" Nachrichten
Ign.	Ein kindliches Wesen kann Gefühle und Ereignisse nicht verarbeiten	„Überreaktion", Hysterische Reaktion, Seufzen, Weinkrämpfe
Phos.	Eine übergroße Offenheit lässt mehr herein als verarbeitet werden kann	Angst im Dunkeln, allein, die Anwesenheit selbst eines Tieres bessert, streicheln bessert
Op.	Nach einem Trauma, Unfall	Die Angst bleibt nach dem Schock, benommen
Thuj.	Übergroßes Gewissen, Sykosis, das heißt eigentlich fremde Anteile (vergleichen Sie bitte mit der Erziehung) bestimmen die Entwicklung	Gewissensangst, geringes Selbstvertrauen

Anhang zum Kapitel Notfall

Auf Bitte seiner Schüler hat der Verfasser noch 2 weitere Rubriken wegen akuter Entwicklungen angeheftet.

Bei der ersten handelt es sich um den Schwindel, einem eher chronischen Problem.

Bei der zweiten handelt es sich um Kinderkrankheiten.

Beide Rubriken sind nur kurz dargestellt. Sie sollen verdeutlichen, welche Mittel und Themen sich hinter den Beschwerden verstecken können.

Schwindel

Schwindel bedeutet ein gestörtes Körpergefühl im Verhältnis zur Umgebung. Ein Gefühl des Drehens, obwohl sich äußerlich nichts dreht. Schwanken, obwohl Sie auf festen Boden stehen.

„gespürte“ Bewegung Innen, obwohl Stillstand außen!

Betrachten Sie große Mittel die Schwindel heilen, so stellen Sie fest, dass bei Schwindel häufig folgende Situation vorliegt:

„ungelebte“ Bewegung innen, bei Bewegung außen (Konfrontation mit dem Schicksal)

Das heißt, die Entwicklung der Umgebung erforderte eine Reaktion, die aber nicht erfolgt. Vergleichen Sie hier bitte Cocc., das sich gegen das Schicksal stemmt.

Mittel	Thema	Symptome
Borax	Ablösungsthema, Furcht vor der eigenständigen Entwicklung	Übelkeit bei Abwärtsbewegung,Soor
Cocc.	Stemmt sich gegen das Schicksal	Schwindel (mit Übelkeit) beim Aufsetzen 4, Bewegung und Fahren agg.,
Con.	Kann Input / fremde Inhalte nicht verdauen	Drehschwindel, Beine wie gelähmt (vergleichen Sie Sokrates und die Wirkung des Bechers Schierling)
Nat-m.	Erträgt nicht das Schicksal,	Schwindel bei Anstrengung der Augen, bei angestrengten Blicken 4, Schwindel nach Kaffee 4 (*kann nicht locker sein)*

Mittel	Thema	Symptome
Petr.	Furcht weg zu fließen, Furcht vor dem Verlust der Individualität, der trennende Bereich der Sykosis ist unvollständig entwickelt	Übelkeit solange sich das Fahrzeug bewegt, verlangt dennoch zu essen
Phos.	Lebt Offenheit völlig ohne Haut, wie „blank“	Erschöpfung, Schwindel durch Anstrengung, Bewegung, Schwindel beim liegen auf der linken Seite agg.3
Verat.	Stellt sich über das Schicksal / Entwicklung	Schwindel mit Bewusstlosigkeit, bei Hitze, kalter Schweiß auf der Stirn

Kinderkrankheiten

Kinderkrankheiten begleiten die Entwicklung von Kindern.

Betrachten Sie genau den Zeitpunkt, zu dem eine Krankheit auftritt und finden Sie eine Beziehung zum Lebensabschnitt. Sie werden nicht erstaunt sein, dass sich hinter Kinderkrankheiten, große Themen der Entwicklung finden.

So tritt beispielsweise Pulsatilla, als Mittel der engen Bindung, in Phasen auf, in denen sich Kind und Eltern voneinander lösen sollen. Wird dann Pulsatilla gegeben, so verschwindet der Röteln-Ausschlag und die Entwicklung macht einen Sprung.

Kinderkrankheiten können aber auch Verständnis für den homöopathischen Heilungsprozess bringen. Am Ende jeder Kinderkrankheit steht ein Ekzem. Im Moment des Ausschlages fällt die Blockade der Entwicklung. Das Kind macht einen Satz nach vorn und Krankheitssymptome verschwinden.

Homöopathisch behandelte Kinder zeigen häufig auch nach anderen Infekten Hautausschläge. Der Ausschlag markiert dann in der Regel das Ende der Erkrankung.

Anmerkung: die unten dargestellte Tabelle soll nur einige Themen verkürzt darstellen. Erst eine ausführliche Anamnese bringt Thema und Prozess der richtigen homöopathischen Arznei.

Kinderkrankheiten

Mittel	Krankheit	Thema	Symptome
Apis	Röteln	Trauma nach Verletzung	Stechende Schmerzen, Berührung agg. Wenig Durst, Wärme agg.
Apis	Scharlach	Trauma nach Verletzung	Glasige Schwellung der Tonsillen, Uvola (Zäpfchen), wenig Durst, stechende Schmerzen
Bar-c.	Röteln	Rückschritt in der Entwicklung (ähnlich Calc.)	Dicke, unförmige harte Lymphknoten
Bell.	Keuchhusten	"Notschalter"-Funktion	Gesicht rot, bellender Husten, Bewegung, Berührung, Erschütterung agg.
Bell	Röteln	„Notschalter"-Funktion	Heftig, akut, klopfende Schmerzen im Bereich der Drüsen, Wärme amel.
Bell.	Scharlach	„Notschalter"-Funktion	Heftig akut, Die „Scharlacharznei" Hahnemanns, heißes rotes Gesicht, rote Zunge, klopfender Puls
Cupr.	Keuchhusten	Impulshaftes Abschließen bei großer Angst	Blass, blau marmorierte Haut, Erbrechen nach Anfall, Krämpfe
Ip.	Keuchhusten	Blockade des Magens	Blasses Gesicht, Rasseln, Brechwürgen, Nasenbluten, blutiger Auswurf,
Lach.	Scharlach	„ein großer Prozess braucht eine große Hülle": der übergroße Biss, Überforderungsproblematik	Heftige Halsschmerzen, links, von links nach rechts, beim Erwachen agg., Wärme agg, Krümelgefühl im Hals
Puls.	Röteln	Ablösungsproblematik	Sanft, weinerlich, hängt an der Mutter, „sanfte" eitrige Absonderungen

Mittel	Krankheit	Thema	Symptome
Rhus-tox.	Windpocken	Blockade durch äußeren Einfluss	Bläschenbildung mit brennenden Jucken, Honiggelbe Krusten
Sulph.	Windpocken, Scharlach Röteln	Gestörter Prozess / Entwicklung	Wenig Ausschlag, große Schwäche im Verlauf der Erkrankung
Zink	Scharlach, Röteln	Schwacher Prozess	Schwäche, Unruhe, neurologische Symptome, Rücknahme des Ausschlages

Teil 4

4.1 Allgemeine Hinweise

Allgemeine Hinweise zur Behandlung des Notfalles

Eine akute Behandlung ist nur bei akuter Bedrohung sinnvoll.

Wenn akute Symptome zu schnell mit akuten Mitteln behandelt werden, so kommt es zur Verdrängung von akuten Anteilen.

Die falsche Behandlung mit Akut-Mitteln schafft eine chronische Krankheit.

Steht ein Patient in homöopathischer Behandlung, so sollte zunächst das tiefe (Konstitutions-) Mittel als C30 in Wasser gegeben werden.

Prinzipiell gilt:

Das Mittel der Entwicklung erfasst den chronischen Zustand *und* den akuten Zustand dazu.

Akut ist in diesem Falle dann der Sonderfall des *chronischen.*

Bei 90 % aller Patienten, deren chronisches Mittel = Mittel der Entwicklung = Konstitutionsmittel nach Einmalgabe in hoher Potenz gute Wirkung zeigte, wirkt das gleiche Mittel bei der Akut-Erkrankung, auch wenn die Symptome nicht den Eigenheiten des akuten Mittels entsprechen. Der Zusammenhang zwischen akut und chronisch dürfte aufgrund der dargestellten Gedanken einleuchtend sein. Das Muster / Fraktal der Entwicklung zeigt sich in allen Äußerungen oder Zuständen eines Menschen.

Das Mittel der Entwicklung „heilt“

Das einer Entwicklung zugrunde liegende Arzneimittel kann über einen längeren Zeitraum mit konstantem Erfolg bei unterschiedlichen Krankheitszuständen angewendet werden.

Dies gilt insbesondere für die Einmalgabe von Potenzen ab C30. In der Zusammenstellung findet sich daher als tiefste Potenz die C30.

Ist es nicht sicherer, bei einer akuten Erkrankung mit Tief-Potenzen zu beginnen?

Diese Frage wird sehr häufig auf Seminaren gestellt. In landläufiger Meinung gelten hohe Potenzen als wirkungsarm oder gefährlich. Dies mag seinen Ursprung in der Geschichte der Homöopathie haben. Als Hahnemann von Köthen aus Deutschland verließ, blieben die D-Potenzen zurück. Wie zuvor dargestellt, sind in solchen Zubereitungen bis D 12 pharmakologisch wirksame Arzneimengen enthalten.

Belladonna, Mercurius und Lachesis sind in Tiefpotenz nicht ungefährlich.

Denken Sie an das oben aufgeführte Mittel Belladonna D 4. In dieser Potenz entspricht die Verdünnung einem Zehntausendstel der chemisch-toxischen Wirkungssubstanz. Wenn Sie dieses Mittel einem Säugling alle 5 Minuten eingeben, so können durchaus unerwünschte chemische Nebenwirkungen entstehen. Andererseits ist die homöopathische „Kraftentfaltung“ nicht stark genug, um mit einer Gabe den Heilungsprozess anzustoßen.

Vorteile von Einmalgaben in der Potenz C30

1.- Unmittelbare „Antwort“ oder Reaktion, ob die Arznei richtig oder falsch gewählt war.

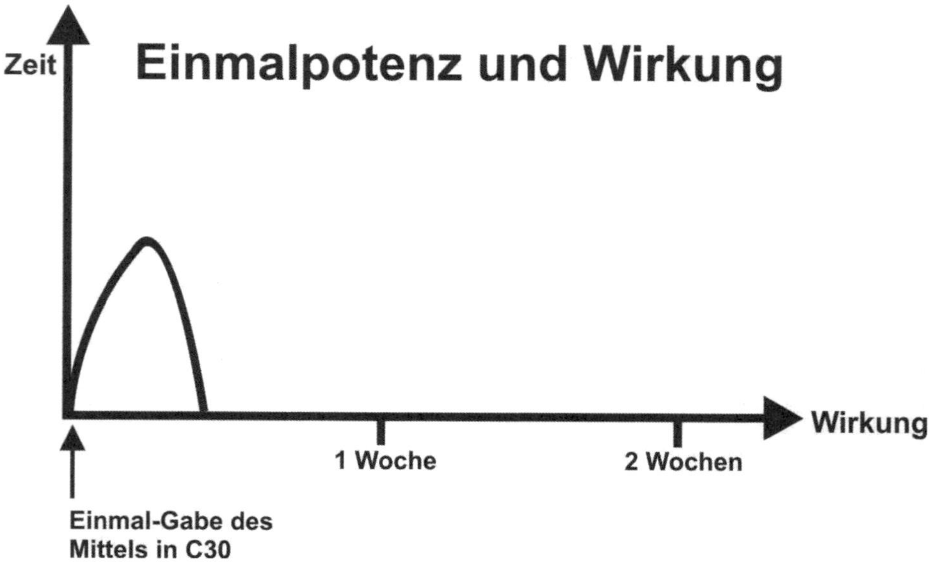

Bei akuten Krankheiten ist ein Ansprechen in der Regel innerhalb von Minuten zu erwarten. Je bedrohlicher die Entwicklung, desto rascher die Reaktion. Bei Fieber über 40 sollte beispielsweise Bell., wenn es angezeigt ist, innerhalb von weniger als 5 Minuten eine Besserung des Gesamtzustandes bringen.

2.- Klar darstellbarer Verlauf mit guter Möglichkeit, dies auch graphisch darzustellen mit Beginn und Ende der Wirkung.

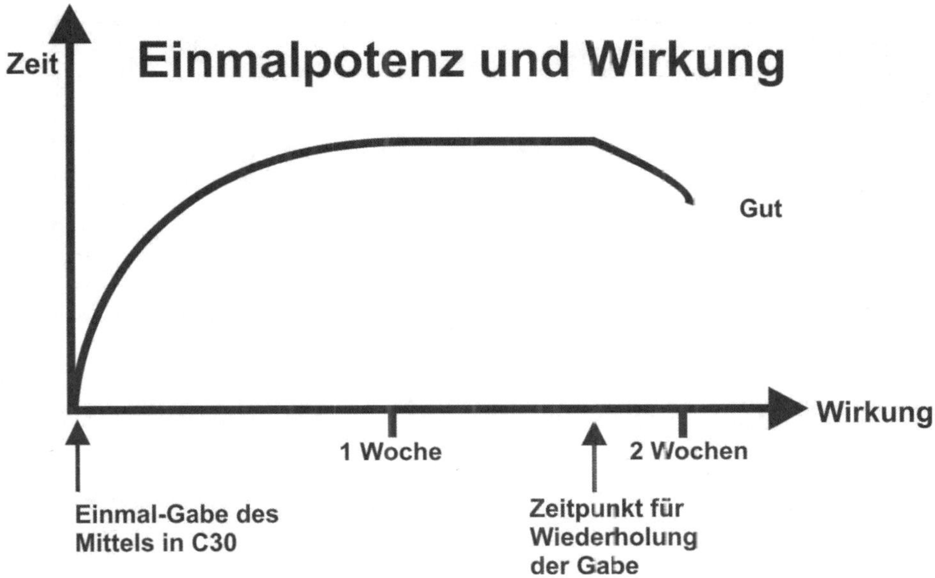

Der Wirkungseintritt kann fast immer klar bezeichnet werden. Dadurch wird eine unnötig frühe Wiederholung vermieden, die den einmal angestoßenen Gesundungsprozess nur stören würde! Nach Erfahrung des Autors lassen sich viele akute Erkrankungen mit einer einzigen Gabe heilen. So kann die Wirkung von Belladonna in C30 durchaus einige Tage anhalten, insofern es die Entwicklung darstellt.

3.- Nachlassen der Wirkung oder Wirkungslosigkeit als eindeutiges Kriterium für die Wiederholung derselben Arznei oder Gabe einer anderen Arznei.

Die Wirkung beweist, ob das Mittel richtig oder falsch gewählt war. Insofern sichert sie die Qualität der Behandlung und schafft Sicherheit. Ein sofortiges Ansprechen bei einer akuten Krankheit zeigt, dass das „akute“ Mittel mit dem tiefen Mittel der Entwicklung mit recht hoher Wahrscheinlichkeit übereinstimmt.

Wann sollte ein Arzt konsultiert werden ?

Immer, wenn Sie selbst besorgt sind oder sich nicht sicher sind in der Beurteilung des Risikos– im Zweifel für den Arzt !

Insbesondere aber bei:

- **Verdacht auf lebensbedrohlichen Zustand**
- **Blutung**
- **Schock**
- **Hohes Fieber**
- **Herzinfarkt**
- **Atemnot (beispielsweise bei Asthma)**

Wann sollte ein homöopathischer Arzt oder Apotheker gefragt werden?

Zu einer erfolgreichen homöopathischen Behandlung gehört neben Erfahrung auch Wissen.

Ist es sinnvoll, sich und seine Familie selbst zu behandeln?

Diese Frage können sich auch homöopathisch Ausgebildete stellen. Ist es möglich, sein eigenes System, seine Familie, Beziehungen mit den Augen eines Außenstehenden zu betrachten? Wie sollen Sie in einem solchen Falle Symptome und Prozesse bewerten?

4.2 Hausapotheke

Inhalt

- **Polychreste**
- **Mittel für den Unfall**
- **Mittel für akute und andere Zustände**

In dieser kleinen Hausapotheke sollen die wichtigsten Mittel zusammengestellt werden, die Sie etwa auf einer Reise benötigen.

Aufbau der Hausapotheke

Idealerweise enthält die Hausapotheke 3 Kategorien von Arzneimitteln:

- **Chronische Mittel**
- **Akute Mittel**
- **Raum für das persönliche „tiefe“ Mittel in den Potenzen C30, C200, C1000**

Ziel dieser Apotheke ist es einerseits, das persönliche Mittel der Entwicklung greifbar zu haben. Daneben sind akute Mittel wie Arnica oder Belladonna unverzichtbar.

Einige chronische Mittel sind ebenfalls sinnvoll. Der Autor erinnert sich an eine Kreuzfahrt auf dem Nil, als eine Gabe Sil. C30 einen jungen Passagier vor einem sicheren Krankenhausaufenthalt bewahrt hat. Hier half Silicea binnen Stunden einen Brechdurchfall beenden und heilte hohes Fieber.

Haus- und Reiseapotheke

Chronisch Potenz C30	Seite	Akut Potenz C30	Seite	Persönlich
Calc.	104	**Acon.**	127	1 C 30
Caust.	196	**Apis**	151	1 C200
Lach.	154	**Arn.**	130	1 C1000
Merc.	162	**Bell.**	190	2 C 30
Nat-m.	99	**Bry.**	121	2 C 200
Nux-v.	169	**Camph.**	97	2 C 1000
Phos.	176	**Carbo-v.**	157	Kind1 C 30
Puls.	142	**Chin.**	192	Kind1 C 200
Sep.	101	**Cupr.**	194	Kind2 C 30
Sil.	146	**Glon.**	132	Kind2 C200
Sulph.	91	**Rhus-tox.**	123	Reserve
Thuj.	137	**Verat.**	95	Reserve

Für diese Apotheke benötigen Sie eine Mappe für etwa 30 Mittel.

Einen Teil davon sollten Sie mit „Ihrem“ Mittel besetzen.

Hausapotheke und homöopathische Behandlung

Die Entwicklungsorientierte klassische Homöopathie lehrt und zeigt, dass jeder Entwicklung ein tiefer Prozess zugeordnet werden kann. Dieser Prozess hängt nicht nur mit dem aktuellen Zustand zusammen, sei dieser auch noch so ernst. Er erklärt den Weg zu diesem Zustand hin.

Vergleichen Sie hier bitte die ursprüngliche Bedeutung des Wortes Prozess: Voranschreiten, oder auch vorgehen.

Eine sorgfältige Erstanamnese führt zu diesem tiefen Mittel.

- **Dieses Mittel ist häufig auch beim akuten unvorhergesehenen Notfall angezeigt.**
- **Der akute Notfall ist nur die zugespitzte beschleunigte Entwicklung eines in der Tiefe schwelenden Prozesses.**

Hahnemann beschreibt dieses in den chronischen Krankheiten mit der „vielköpfigen Hydra" der inneren Psora.

Notfall im Rahmen einer klassisch homöopathischen Behandlung

Wird ein Patient klassisch homöopathisch behandelt und ist das Mittel gefunden, so kann dies bei praktisch allen akuten Entwicklungen in C30 in Wasser verrührt eingenommen werden.

Praktische Vorgehensweise:

- **Sie nehmen 1 Globulus und geben es in 200 ml Wasser.**
- **Mit einem Löffel rühren Sie 15 Minuten ununterbrochen.**
- **Danach nehmen Sie einen Schluck.**
- **Den Rest stellen Sie in den Kühlschrank.**

Sollte die Wirkung des Globulus nachlassen, so können Sie später erneut einen Schluck daraus nehmen. Zur Verstärkung der Wirkung können Sie erneut einige Male umrühren.

Bei einer sehr akuten Entwicklung ist mit rascher Änderung innerhalb von Minuten zu rechnen. Tritt keine Besserung ein, so kann schluckweise bis zum Beginn der Besserung weitergegeben werden.

Die wohlgewählte homöopathische Arznei stößt einen Heilungsprozess an, der nicht unterbrochen werden darf:

Das tiefe Mittel sollte nie unterbrochen werden

Das tiefe Mittel, das heißt, das Mittel des Prozesses sollte nie ohne Not durch ein akutes Mittel unterbrochen werden. Wenden Sie sich bitte vor der Einnahme eines akuten Mittels an ihren homöopathischen Arzt oder Apotheker.

Sollte diese Regel missachtet werden, so kann es erneut zu einer ernsten Verschlechterung kommen.

Aus diesem Grunde müssen Sie wissen, ob das Mittel wirkt oder nicht. Die folgenden Abschnitte geben hiervon Hinweise:

Anzeichen, dass das tiefe Mittel richtig gewählt ist:

Nach der Einnahme kommt es zu einem Verlauf, der den „Heringschen Regeln“ entspricht:

Heringsche Regeln

- **Heilung von Innen nach Außen**
- **Heilung von Oben nach Unten**
- **- Wiederkehr alter Symptome und Beschwerden in umgekehrter Reihenfolge**

Anzeichen für ein falsches Mittel

- **Es treten neue Symptome auf.**
- **Verschlechterung des psychischen Zustandes, obwohl äußere Beschwerden besser werden.**
- **Verschlechterung des Allgemeinzustandes obwohl äußere Beschwerden besser werden.**

Nach Erfahrung des Autors bringt das richtige Mittel eine tiefe Ruhe in die Entwicklung. Das Hervorbringen von Krankheiten und Zuständen verlangsamt sich.

Sinn der Hausapotheke

Sinn der Hausapotheke ist die Möglichkeit, schnell eingreifen zu können:

- **Wenn eine akute Krankheit ein neues Mittel ankündigt.**
- **Wenn ein akuter Zustand sofortiges Eingreifen erfordert.**
- **Bei einer Reise.**

4.3 Homöopathische Therapie im Notfall

Bleibt wirklich keine Zeit, das Mittel der Entwicklung zu suchen, so finden sich auf der Tabelle am Ende des Buches wichtige Symptome und die entsprechenden Mittel.

Die einmalige Gabe eines solchen Mittels kann eine Krankheit heilen, wenn das akute und „chronische" Mittel übereinstimmen. Der Prozess der langfristigen Entwicklung muss mit dem Prozess der akuten Entwicklung übereinstimmen.

Ist dies nicht der Fall, so wird zwar beispielsweise das Symptom „Fieber" getilgt und als Krankheitsgeschehen in die Tiefe gedrängt. Wiederholen Sie in diesem Fall, so kommt es zur weiteren Verschlechterung, die chemisches Eingreifen notwendig machen kann.

Der Idealfall zeigt die Übereinstimmung von akutem und chronischem Mittel, das in einer großen Anamnese in aller Ruhe ermittelt worden ist.

Merksätze:

Wirkt ein Mittel…

…so darf die 2. Gabe erst bei erneuter Verschlechterung gegeben werden.

Neue Symptome bedeuten…

Treten nach der Gabe neue, bislang unbekannte Symptome auf, so darf das Mittel nicht mehr gegeben werden. In diesem Fall bringt nur die fachkundige homöopathische Behandlung Erfolg.

Wirkt ein Mittel nicht…

…so kann es eventuell ein zweites Mal in Wasser verkleppert gegeben werden. Gibt es auch das 2. Mal keine Besserung, so darf das Mittel nicht mehr gegeben werden.

Wichtig:

Jede Notfallbehandlung ohne Anamnese ist eine Notlösung. Sie verschleiert den Hintergrund einer Entwicklung und erschwert späteres homöopathisches Eingreifen.

Für den neugierigen und vielleicht schon Homöopathie erfahrenen Leser ist dennoch eine kurze Tabelle zur Mittelfindung angefügt.

Sie gilt für den für den Akutfall!

Der ideale Weg führt über das richtige tiefe Mittel zum Heilerfolg.

Sind Sie sich deshalb nicht sicher oder wirkt das von Ihnen ausgewählte Mittel nicht, so wenden Sie sich an einen homöopathischen Arzt oder Apotheker.

Die Wahl der richtigen homöopathischen Arznei

Die richtige homöopathische Arznei sollte die Entwicklung über das ganze Leben, also den Lebensweg darstellen. Hierzu ist immer eine große Anamnese nötig. Die Anleitung zur Anamnese ist bei Hahnemann ausführlichst dargestellt.

Alle Homöopathen sind sich einig, dass zur Befähigung, eine Krankenbefragung kunstgerecht durchzuführen und die Ergebnisse auswerten zu können, zwingend eine entsprechend umfangreiche und seriöse Ausbildung erforderlich ist, die zusätzlich auch die allgemeine Medizin umfassen sollte.

Wir wollen „vor allem niemandem schaden“ - dazu bedarf es Wissen und Können.

Hahnemann selbst ist gegen die Verwendung von Repertorien. Ein **Repertorium** ist ein Nachschlagewerk, im dem aus der Fülle der Materia medica Einzelsymptome schnell homöopathischen Arzneien zugeordnet werden können.

Mit einem Repertorium lässt sich eine Auswahl von Symptomen einer Reihe von Mitteln zuordnen.

- **Die Mittel aus der ermittelten Reihe sollten mit dem Prozess des Lebens-Wegs verglichen werden.**

Im Originaltext heißt es in Hahnemanns Organon der Heilkunst, dass der Symptomeninbegriff mit dem Inbegriff des Arzneimittels übereinstimmen soll.

Die richtige Arznei und der Prozess

Der Prozess des Lebensweges stimmt immer mit dem Prozess der homöopathischen Arznei überein.

Vorteile der oben beschriebenen Vorgehensweise:

1 Das Notfallmittel beweist das tiefe Mittel.

Grade hierdurch bekommt die homöopathische Behandlung Sicherheit. Im oben dargestellten Fall von Silicea konnte dieses Mittel bislang immer akute Zustände „heilen". Nach jeder Gabe kam es zu einer positiven Entwicklung insgesamt.

2 Der Krankheits- und Heilungsverlauf ist eindeutig definiert.

Immer wenn nur **ein** Mittel verwendet wird, erhalten Sie Klarheit darüber, ob die theoretischen Überlegungen, die zur Wahl des Mittels geführt haben, richtig oder falsch waren. Das heißt:

Der Patient beweist den theoretischen Ansatz.

Die einzelne Gabe entspricht hier der Versuchsanordnung im Sinne eines Experiments.

Dies jedoch mit einer Einschränkung. Es handelt sich nicht um Experimente, die Sie aus dem Physik- oder Chemieunterricht kennen. Es geht vielmehr um Experimente, die im Bereich der Quantenmechanik stattfinden. Vergleichen Sie hier bitte mit „Schrödingers Katze". Bei diesem klassischen „Gedankenexperiment" ändert sich die Situation endgültig in dem Augenblick, in dem sie der Experimentator / Beobachter erfährt.

Übertragen Sie diesen Sachverhalt in die Homöopathie. Die Gabe eines Mittels verändert dauerhaft. Dies gilt ebenso für die Psychologie. Nach einem traumatischen Ereignis sind Menschen verändert. Der vorherige Zustand lässt sich nie wieder herstellen.

3 Einfache Dokumentation des Krankheits- und Heilungsverlaufes.

Durch den **ein**-fachen Eingriff mit der homöopathischen Arznei können Sie leicht den Verlauf dokumentieren. Wie schon vorher graphisch dargestellt, lassen sich Erstverschlechterung, Wirkungsdauer und Nachlassen der Wirkung häufig klar dokumentieren. Für den Patienten ist es häufig eindrucksvoll, wie viele Symptome **eine** Gabe dauerhaft verändert.

4 Veränderte Symptomenbilder oder „schräge" Entwicklungen verdeutlichen, wann ein „neues" Mittel eingesetzt werden muss.

Lässt das Mittel der Entwicklung in seiner Wirkung nach, oder treten neue Symptome auf, so erlaubt Ihnen eine sorgfältige Dokumentation Neues vom Alten zu trennen und einen neuen Prozess auszumachen. Grade in diesem Falle werden Sie die tiefe Kenntnis der Mittel und ihrer Entwicklungen nutzen können. Das **Folgemittel** hat immer einen logischen Bezug zum Vorangegangenen. Ein tiefes Verständnis der Miasmen ermöglicht eine sichere Wahl.

Nachbemerkung

Dieses Buch kann die Behandlung durch einen klassischen Homöopathen nicht ersetzen. Jedoch gerade im Bereich der Homöopathie ist Verständnis wichtig. Der Autor vergleicht Homöopathie gerne mit dem Schachspiel. Jeder Zug hat zu **seiner** Zeit seinen Wert. Ist ein Zug vertan, so ist das Spiel oft verloren. War die Eröffnung brillant, so ist die Aussicht auf einen schnellen Gewinn sehr groß.

In der entwicklungsorientierten klassischen Homöopathie ebnet die erste Gabe nach sorgfältiger Erstanamnese den Weg zum Erfolg. Zwischenmittel, mögen Sie auch aktuellen Symptomen entsprechen, verderben den Verlauf. Lesen Sie deshalb dieses Büchlein aufmerksam durch.

Bei Fragen hilft Ihnen gern Ihr homöopathischer Arzt oder Apotheker.

4.4 Die Arzneien in alphabetischer Reihenfolge und synoptischer Darstellung

Kurz-Name	Name	Deutscher Name	Thema	Seite
Acon.	Aconitum Napellus	Echter Sturmhut – Blauer Eisenhut	■ Unmittelbar vor der Konfrontation mit der Übermacht, Schicksal, Prozess (drohende Krankheit)	**127**
Arn.	Arnica Montana	Bergwohlverleih	■ Unmittelbar nach der Konfrontation, Schicksal, Trauma	**130**
Apis	Apis Melifica	Honigbiene	■ Der Ein-Stich traumatisiert, zerstört in der Tiefe □ Sofort Entzündung, glasige Schwellung, später Benommenheit □ Gehemmte Ausscheidung • Schwellung, Stiche, Tumor Ovarien rechts	**151**
Ars.	Arsenicum Album	Weißarsenik	■ Eine tiefe Unsicherheit verlangt nach absoluter Gewissheit □ Folge 1: Strategie der Absicherung: • Sicherung durch Zementierung des Ist-Zustandes □ Folge 2: Verdrängen von nicht ertragbaren Inhalten □ Folge 3: Der Prozess wird in der Tiefe blockiert: • Husten • Geschwüre • Krebs • Aszites	**171**
Aur.	Aurum Metallicum	gefälltes Gold	■ Ein hohes Ideal drängt zur „Reinheit" □ Folge 1 Abwehr des Unreinen □ Folge 2 Überforderungsreaktion • Ernst • Zorn □ Lösung: Entmaterialisierung • Destruktion oder Selbsttötung zur Aufrechterhaltung des Ideals	**165**

Kurz-Name	Name	Deutscher Name	Thema	Seite
Bell.	Belladonna – Atropa Belladonna	Tollkirsche	■ Überspannter eigener Impuls, Polarität zwischen Aggressivität und panikartiger Angst ■ Der akute Anteil von Tuberculinum	**190**
Bry.	Bryonia Alba	Weiße Zaunrübe	■ Erzwingen einer Entwicklung durch Druck und Kontrolle führt zum Erstarren des Prozesses	**121**
Calc.	Calcium Carbonicum Hahnemanni	Kohlensaurer Kalk	■ Urvertrauen in die „eigenständige“ Entwicklung gestört ■ Entwicklung nur mit Hülle/Sykosis alias Austernschale möglich ■ Schutzlos ohne Hülle ■ Fühlt sich hilflos dem Chaos ausgesetzt ☐ Kompensation durch Druck ☐ Schafft sich Ersatzhüllen	**104**
Camph	Camphora	Kampferbaum	■ Angst vor der Zukunft blockiert ☐ Lebensgestaltung ☐ Lebensprozesse ☐ Folge: • Ohnmacht • Schiss (Durchfall)	**97**
Carb-v.	Carbo Vegetabilis	Birkenholzkohle	■ Zerstörte (verkohlte) Sykosis ■ Führt zur gestörten Entwicklung ☐ Paradoxe Reaktionen ☐ Präfinaler Zustand	**157**
Carc.	Carcinosinum	Nosode aus einem Karzinom	■ Überempfindlich für Eindrücke von Aussen, ohne die Fähigkeit und den Willen sich zu wehren ☐ Keine Abwehr ☐ Überanpassung mit Selbstaufgabe ☐ Autoaggressionen bei scheinbaren Wohlbefinden	**181**
Caust.	Causticum Hahnemanni	Ätzkalk nach Hahnemann	■ Übergroßes Mitgefühl bei ausgeprägten Gerechtigkeitssinn ☐ Schluckbeschwerden (der wunde Punkt) ☐ Lähmung (nicht ertragen können) ☐ Warzen (wegstecken)	**196**

Kurz-Name	Name	Deutscher Name	Thema	Seite
Cham.	Chamomilla	Echte Kamille	■ Ambivalenz der Mutter-Kind-Bindung □ Provokation □ Aggression □ Schlucken von Affekten führt zu vitalen Blockaden • Abort • Larynxspasmus ■ zwischen Sykosis / Bindung und Syphilis / Trennen der Bindung	**149**
Chin.	China	Chinarindenbaum	■ Eine tiefe Angst hemmt □ Blockade der Entwicklung □ Ersatzweise Entwicklung: • „Luftschlösser"	**192**
Cocc.	Cocculus Indicus		■ Stemmt sich gegen das Schicksal ■ Und zerbricht daran	**125**
Coff.	Coffea Cruda	Rohkaffee	■ Überempfindlich □ Leicht erregbar □ Paradoxe Reaktion □ Schmerz als unspezifische Reaktion *(bitte vergleichen Sie mit dem Krankheitsbild Fibromyalgie)*	**179**
Cupr.	Cuprum Metallicum	Kupfer	■ Impulsives Abschließen aus Angst vor der Verletzung bei großer Offenheit	**194**
Glon.	Glononium	$C_3H_5(NO_3)_3$ - Name Nitrogylcerin	■ Überreaktion auf Hitze □ Bei eher schwacher Dynamik der Entwicklung (ähnlich Zincum)	**132**
Graph.	Graphites	Reißblei	■ Extreme Verletzlichkeit bei großer Offenheit □ Verhornung und Verhärtung • Als Schutz- und Abwehrmechanismus • Zur Befriedung fremder Anteile	**109**

Kurz-Name	Name	Deutscher Name	Thema	Seite
Hep.	Hepar Sulphuris Calcareum	Kalkschwefelleber	■ Eine tiefe Verletzung blockiert den Prozess, die Entwicklung ☐ Folge: Es steckt wie ein Splitter ☐ Folge: vitale Blockade • Krupp • Panik ☐ Folge: Ersatzentwicklung: • Überschießende Aggressivität	**116**
Ip.	Ipecacuanha	Brechwurzel	■ Blockade im Magenbereich ☐ Husten und Erbrechen gleichzeitig durch Hemmung der Schluckfunktion • „Kinder stecken Hand oder Finger in den Mund" ☐ Ersatzweise • Schwerer Durchfall • Blutung • Abort	**174**
Kali-c.	Kalium Carbonicum	Kaliumcarbonat	■ Urangst vor dem Verlust der eigenen Integrität führt zur Abwehr der potentiellen Veränderung ☐ Folge: Überspanntes Zusammenhalten und Kontrollieren ☐ Eindringende Inhalte und Veränderungen verschlechtern ☐ Zerstörter Ausscheidungsmechanismus (Mund, Blase, Niere)	**114**

Kurz-Name	Name	Deutscher Name	Thema	Seite

Lach.	Lachesis Muta	Amerikanische Buschmeister-Natter	■ Ein übermächtiger Prozess ruft nach einer übermächtigen Hülle
			□ *Die Hülle (Sykosis) ist zu klein im Verhältnis zum Prozess*
			• Engegefühl
			• *(Im Vergleich Thuja: Die Hülle ist zu groß im Verhältnis zum Prozess)*
			□ *Der Geist sprengt Grenzen und erkrankt an den Grenzen*
			• Der Gedanke (Linke Seite) setzt sich über die Tat (Rechte Seite) (vergleichen Sie bitte Lyc.)
			• Übergang Tag-Nacht agg.
			• Vergisst das Teil über dem Ganzen
			  • Egozentrisch
			  • Eifersüchtig
			• Setzt sich dabei selbst unter Druck, da er Teil des Ganzen ist
			□ *Der Prozess sucht sich eine Ersatzhülle*
			• Tumore
			• Leukämie
				154

Med.	Medorrhinum	Nosode, Gonokokkeneiter	■ Der Grundprozess drängt nach bleibender Äußerung (Variante der Psora) □ Gelebte ungehemmte Sexualität □ Unterdrückte pervertierte Sexualität □ Unterdrückte Anteile drängen nach Außen □ Unterdrückte oder ungelebte Anteile verrücken den Prozess (Das Vehikel hat eine eigene Dynamik) • Verrückte Position führt zum Unfall • Verrückte Lage • Verrückt	**134**

Kurz-Name	Name	Deutscher Name	Thema	Seite
Merc.	Mercurius Solubilis Hahnemanni	Quecksilber	■ Panik vor Unreinheit (im Besonderen im ideellen Bereich) ☐ Folge: • Furcht vor Kontakt • Abwehr von Nähe als Möglichkeit der Beeinflussung ☐ Bei Verunreinigung oder Gefahr der Verunreinigung: • Ausmerzen der Eintrittsorte • Heftig überschießende Angriffsreaktion mit heftigen Impulsen • Nach Innen: Tendenz des Selbstmords • Nach Außen: Verlangen andere zu töten ☐ Ziel: • Erhalten der vollständigen Integrität/Autonomie: ♦ Revolutionär	**162**
Nat-c.	Natrium Carbonicum	Getrocknetes Natriumcarbonat	■ Selbstaufopferung mit heftiger Gegenreaktion (im Gegensatz zu Carcinosinum)	**187**
Nat-m.	Natrium Muriaticum	Natriumchlorid	■ Ein Urtrauma blockiert die Verarbeitung von Leid ☐ Folge: Das („programmierte") Leid der eigenen Lebensgeschichte kann nicht verarbeitet werden ☐ Folge: Strategie zur Vermeidung von Leid bei anderen	**99**
Nit-ac.	Nitricum Acidum	Salpetersäure	■ 2 Anteile bilden kein Ganzes, keinen intakten (reinen) Prozess ☐ Tiefgreifende Störung der Entwicklung ☐ Störung der Verarbeitung ☐ „Gold" und „Silber" bilden keine echte Mischung, sondern bleiben separat erhalten	**140**

Kurz-Name	Name	Deutscher Name	Thema	Seite
Nux-v.	Nux Vomica	Brechnuss	■ Existentielle Unsicherheit über die materielle und körperliche Integrität □ Fühlt sich von Außen angegriffen, verfolgt □ Folge: extreme Abwehr • Sofortige Austreibungsreaktion • Angriff als beste Verteidigung □ Folge: Gegendruck zur Überkompensation potentieller Angriffe • Perfektionismus zur Festigung der eigenen Integrität □ Hintergrund: Extreme Verletzlichkeit, da fremde Anteile nicht verdaut, assimiliert werden können	**169**
Phos.	Phosphorus	Gelber Phosphor	■ Lebt Offenheit völlig ohne Haut □ Zu viel Input □ Zu viel Output □ Überlastete Verarbeitungsfunktionen • Phosphoreszieren	**176**
Psor.	Psorinum	Nosode, Inhalt von Krätzebläschen	■ Die scheinbar spurlose Integration eines anderen Anteils bleibt unsichtbar □ Paradoxe Reaktion • Ein Vorgang, der bessern sollte, verschlechtert • Ein Vorgang, der verschlechtern sollte, verbessert □ Inkompatibler Anteil in einem Menschen • Verzweiflung, Ruhelosigkeit bei Hautausschlägen und unterdrückten Hautausschlägen • Unbegründete Sorgen	**88**
Puls.	Pulsatilla Pratensis	Küchenschelle	■ Eine starke Bindung erlaubt keine Lösung ■ Wird die Bindung dennoch gelöst, entstehen Ersatzbindungen	**142**

Kurz-Name	Name	Deutscher Name	Thema	Seite
Rhus-t.	Rhus Toxicodendron	Gifteiche	■ Offenheit für Außen (Wetter/Beziehungen) verursacht: ☐ Blockierungen (Steifheit/Stillstand) im Inneren ☐ Blockade emotionaler Äußerungen	**123**
Sep.	Sepia	Tintenfisch	■ Das Wechselspiel verschiedener Anteile mit drohenden Auseinanderbrechen ☐ Gefahr: in physiologischer Bruchsituation ☐ Abwehr: der Penetration ☐ Intakt: Ganz alle Anteile leben	**101**
Sil.	Silicea	Kieselsäure	■ Nach Eindringen fremder Anteile von Außen ☐ Rücknahme eigener Äußerungen • Blockadereaktion • Trotzreaktion ☐ Abschottung nach Außen • Einhüllen ☐ Überreaktion/Überschießende Abwehr • Fließender Eiter • Fistelbildung • Tumor	**146**
Staph.	Staphisagria	Stephanskraut	■ Gestaute Sexualität / Gefühle durch hohe moralische Anforderungen	**118**
Sulph.	Sulphur Lotum	Sublimierter Schwefel	■ Zu reaktionsfreudig: ☐ Durch äußere Reize, Impulse entsteht ein neuer Prozess: ☐ Aussen stößt innen zu stark an • Folge: Abwehrreaktionen, Blockaden • Folge: Baut sich seinen eigenen virtuellen Kontext ☐ Ein neuer Prozess entsteht	**91**

Kurz-Name	Name	Deutscher Name	Thema	Seite
Syph.	Syphilinum	Syphilis-Nosode	■ Schmerzhaftes Bewusstsein, am wunden Punkt angegriffen und infiziert worden zu sein ☐ Fühlt sich stigmatisiert ☐ Heftigste destruktive Abwehr (wie angeschossenes Wild)	**159**
Thuj.	Thuja Occidentalis	Abendländischer Lebensbaum	■ Ein übertragener Anteil kann nicht abgelöst, abgegeben werden • Vergleichen Sie: Entbindung agg. ☐ Schutzlos ☐ Gehemmt ☐ Ersatzäußerung: • Warzen • Wucherungen • Tumore	**137**
Tub.	Tuberculinum	Nosode aus einem tuberkulösen Abszess	■ Überempfindlich für Einflüsse von Außen. Abschließen ist nicht möglich. ☐ Heftige Abwehr in Form von Aggressivität ☐ Gestörte soziale Entwicklung ☐ Bei Versagen der Abwehr: • Schwerste Infekte der Lunge, des sozialen Organs • Irrsinn	**184**
Verat.	Veratrum Album	Weiße Nieswurz	■ Fühlt sich von einer höhergestellten Macht herausgefordert ☐ Glaubt, er könne die Gesetze des Systems bestimmen ☐ Stellt sich über das System ☐ Zerbricht an seinen Illusionen	**95**

4.5 Anhang

4.5.1 Literaturempfehlungen

Grundlagen

Thomas Federl, Am Anfang war das Chaos, Grundzüge der Chaostheorie am Beispiel von 40 Schöpfungsmythen, 2001 Knowledge Management Verlag, ISBN 3-934884-01-6

Thomas Görnitz, Quanten sind anders: Die verborgene Einheit der Welt, 1999 Spektrum Akademischer Verlag GmbH Heidelberg * Berlin, ISBN 3-8274-0571-8

Stefan Greschik, Das Chaos und seine Ordnung: Einführung in komplexe Systeme, 3. Auflage November 2001, Deutscher Taschenbuch Verlag GmbH & Co. KG, München, ISBN 3-423-33034-1

James Gleick, Chaos – die Ordnung des Universums, Droemer Knaur 1988, ISBN 3-426-26335-1

Benoit B. Mandelbrot / Richard L. Hudson, Fraktale und Finanzen, Märkte zwischen Risiko, Rendite und Ruin, Piper-Verlag GmbH, München 2005, ISBN 3-492-04632-0

Benoît Mandelbrot, Fractales, Hasard et Finance, 1997 Flammarion, ISBN 2-08-081312-X

Bernard Sapoval, Universalités et Fractales: Jeux d'enfant ou délits d'initié ?, 1997 Flammarion, ISBN 2-08-081466-4

Lao Tse, TAO TE KING, eine neue Bearbeitung von Gia-Fu Feng & Jane English, Eugen Diederichs Verlag, München 1994, ISBN 3-424-01230-0

Marco Wehr, Der Schmetterlingsdefekt: Turbulenzen in der Chaostheorie, Klett-Cotta Verlag, 2002, ISBN 3-608-94322-6

Abbildungen von Fraktalen

Die Abbildungen im Buch sind selbst erstellt. Sie können selbst welche herstellen. Verwenden Sie dazu den Java Julia Set Generator. Gehen Sie auf die Website von Mark McClure Associate Professor of Mathematics Department of Mathematics
The Univerisity of North Carolina at Asheville und klicken sie http://facstaff.unca.edu/mcmcclur/java/Julia/. Das Programm kommt von Thomas Boutell von boutell.com.

Homöopathische Grundlagen

P. C. Endler, Expedition Homöopathieforschung, Ein altes Heilsystem wird plausibel, Verlag Wilhelm Maudrich 1998, ISBN 3-85175-695-9

Samuel Hahnemann, Die chronischen Krankheiten Band 1 - 5, Ihre eigenthümliche Natur und homöopathische Heilung, Karl F. Haug Verlag, Heidelberg 1995, ISBN 3-7760-1436-9

Samuel Hahnemann, Organon der Heilkunst, Textkritische Ausgabe der 6. Auflage, Karl F. Haug Verlag, Heidelberg 1999, ISBN 3-7760-1764-3

Proceso Sanchez Ortega, Anmerkungen zu den Miasmen oder chronischen Krankheiten im Sinne Hahnemanns. Karl F. Haug Verlag, Heidelberg, 2. Auflage 1984

Walter Köster, Die Struktur der quantenlogischen Homöopathie, Eigenverlag, Spanien

Josef M. Schmidt, Taschenatlas Homöopathie in Wort und Bild: Grundlagen, Methodik und Geschichte, 2001 Karl F. Haug Verlag Heidelberg, ISBN 3-8304-7089-4

Materia Medica

William Boericke, Homöopathische Mittel und ihre Wirkungen, Materia Medica und Repertorium, Verlag Grundlagen und Praxis GmbH & Co., 5. Auflage 1995, ISBN 3-921 229-72-3

Catherine R Coulter, Portraits homöopathischer Arzneimittel, Zur Psychosomatik ausgewählter Konstitutionstypen, Band I – III, Karl F Haug Verlag, Heidelberg, 1991,2001,2002, ISBN 3-2304-0219-8, 3-7760-1706-6, 3-8304-7063-0

Dr. Manuel Mateu i Ratera, Erste Hilfe durch Homöopathie: In der Praxis, in der Freizeit und auf Reisen, 1997 Hahnemann Institut, EOS Verlag, Erzabtei St. Ottilien, ISBN 3-929271-10-9

Dr. med. Eugene B. Nash, Leitsymptome in der homöopathischen Therapie, Taschenausgabe, 19. Auflage, 2001 Karl F. Haug Verlag Heidelberg, ISBN 3-8304-7123-8

Roger Morrison, Handbuch der homöopathischen Leitsymptome und Bestätigungssymptome, Kai Kröger Verlag für homöopathische Literatur, Groß Wittensee, 2. überarbeitete Auflage 1997, ISBN 3-9801945-5-8

Georgios Vithoulkas, Essenzen homöopathischer Arzneimittel Frankfurt/Main: S. Faust, 1986. Übers.: Jürgen Faust ; Greta Hieronymos. ISBN: 3-922345-81-6

M. L. Tyler, Homöopathische Arzneimittelbilder, 1993 Ulrich Burgdorf Verlag, ISBN 3-922345-26-3

4.5.2 Wichtige Begriffe / Glossar:

Anamnese

Die Anamnese hilft das Fraktal / Grundmuster hinter den Symptomen zu finden und ermöglicht so den Zusammenhang des Einzelsymptoms zum Lebensweg.

Hahnemanns Arzneimittelversuch

Hahnemanns Arzneimittelversuch: ein genialer Trick ohne Mathematik Fraktale darzustellen.

Krankheit

Krankheit ist eine Entwicklung, die durch einen Prozess gekennzeichnet ist. Der Prozess wird durch ein Arzneimittelbild / Fraktal geprägt.

Krankheit ist ein Entwicklungszustand mit stark eingeschränktem Entwicklungs-potential

Arzneimittelversuch

Der Arzneimittelversuch erzeugt unendlich viele Symptombilder als Echo eines Fraktals (Arzneimittels).

Das Arzneimittelbild wird durch die Symptomenbilder annäherungsweise (nicht eindeutig) definiert.

Carcinosinisches Miasma, Tuberculinisches Miasma

Grundmuster der Reaktion/Interaktion zwischen Prozessen/Menschen. Carcinosinum kann sich nicht abgrenzen. Sein Prozess zerfließt. Tuberculinum überschreitet die Grenzen anderer Prozesse, aus Angst angegriffen zu werden.

Chaostheorie, eine Kernaussage

Ein kaum messbarer Fehler in der Ausgangssituation kann extreme Veränderungen im Ergebnis oder in der Entwicklung nach sich ziehen.

Fraktale Geometrie

Die fraktale Geometrie liefert Hilfsmittel, um Rauheit mathematisch darzustellen. Sie kann in komplexen Formen Bausteine der Selbstähnlichkeit finden. Bitte vergleichen Sie Bilder von Fraktalen.

Fraktal

Benoit Mandelbrot definiert Fraktal als Echo der Ganzheit

Gesundheit

Gesundheit ist ein Entwicklungszustand mit großem Entwicklungspotential.

Heringsche Regeln

Wird das Mittel der Entwicklung mit Erfolg gegeben, so wird der Entwicklungsprozess in einem Bereich nahe der Ausgangssituation erneut angestoßen:

Wirkung:

- von Innen nach Außen
- Von Oben nach Unten
- Alte Krankheiten treten in umgekehrter Chronologie erneut auf.

Infektionsmodell der Psora

Wird die Psora („angesteckte" Hautkrankheit) verdrängt, so geht sie nach Innen (Innere Psora).

Latenz

Latenz bedeutet nach Hahnemann später Ausbruch mit verdeckten Symptomen nach vorangegangenen Infekt.

Edward Lorenz

Edward Lorenz 1963 (Massachusetts Institute of Technology, MIT)
Bei der Simulation von Wettersituationen ergab eine Abweichung hinter dem Komma eine riesige Änderung des Ergebnisses

Reaktion der Öffentlichkeit:

„mit ein paar Gleichungen kann man nicht das Wetter simulieren"

Miasma

Grundprozess der Entwicklung. Miasmen stellen die Muster der Entwicklung eines Lebens dar.

Miasmen stellen Kompensationsmechanismen dar

Die tiefen unlösbaren Themen der Entwicklung machen zur „Lebensbewältigung" sekundäre Mechanismen notwendig.

Das Mittel der Entwicklung

Das einer Entwicklung zugrunde liegende Arzneimittel kann über einen längeren Zeitraum mit konstantem Erfolg bei unterschiedlichen Krankheitszuständen angewendet werden.

Der Notfall

Der Notfall stellt das letzte Bruchstück einer extremen Entwicklung dar

Potenz oder die Rolle des Zufalls in der Entwicklung

Potenz kommt aus dem lateinischen. Potenz hat mehrere Bedeutungen. Neben dem Begriff „Macht" kann es auch für „Möglichkeit" stehen.

Vergleichen Sie hier bitte die nachfolgenden Gedanken Aristoteles:

Die Idee formt Materie und braucht die Materie, damit sie sich ausprägen (in-Form kommen) kann.

Die Materie braucht die Form (Idee), um ihre Möglichkeiten (Potenz) verwirklichen zu können.

Hohe Potenzen, Eigenschaften

Das zugrunde liegende Fraktal wird sehr scharf abgebildet

Die Wirkung kann tief und heftig anstoßend sein

Potenzierung

Durch die Potenzierung in Form von Schüttelschlägen wird Potenz auf das Lösungsmedium übertragen.

Die Potenzierung verleiht einer gestaltenden Kraft im Arzneimittel Ausdruck.

- **Diesen Vorgang nennt Hahnemann Dynamisieren.**
- **Dabei wird das Fraktal von seinem ursprünglichen Träger getrennt.**
- **Dadurch wird die nach Hahnemann „reine" Arzneimittelwirkung in einem anderen Kontext möglich.**

Die Potenzierung und Dynamisierung lassen die gestaltende und wirkende Potenz einer Arznei mit ihrem zugrunde liegenden Fraktal auf den Menschen übertragen.

Wirkung von Potenz

Potenz bedeutet eine verstärkte (potenzierte) Fähigkeit (Potenz) Entwicklung anzustoßen.

Die daran anschließende Art der Entwicklung ist hoch spezifisch an ein Muster der Entwicklung (Fraktal oder Arzneimittelbild) gebunden.

Potenz und Therapieerfolg

Die homöopathische Potenz stößt eine Entwicklung mit exponentieller Wirkung an.

Diese Wirkung ist potentiell im Sinne der Wahrscheinlichkeit, und Unschärfe der Wirkung.

Sie ist exponentiell bezüglich des Ausmaßes der Entwicklung. (Der Grad der Verdünnung und das Ausmaß der Wirkung stellt für viele ein nicht erklärbares Paradoxon dar)

Vergleichen Sie bitte die Kursentwicklung am Aktienmarkt nach einem Eingriff und nach einem unvorhergesehenen Ereignis.

Der Therapieerfolg in Hinsicht auf ein bestimmtes Symptom kann nur annährend als Wahrscheinlichkeit angegeben werden.

Die Wahrscheinlichkeit der dauerhaften Änderung ist größer als bei einer konventionellen chemischen Therapie. (Die erfolgreiche Gabe von Antibiotika bei einer Mandelentzündung vermindert kaum die Wahrscheinlichkeit im nächsten Jahr erneut zu erkranken).

Psora

Grundprozess der Lebensentwicklung. Der Lebensprozess wird durch Anfang = Geburt und Ende = Tod dargestellt. Er bezeichnet die Art und Weise, wie dieser Weg, (bitte vergleichen Sie „Tao“) durchlaufen wird.

„Simile“

„similia similibus curentur“ ist der Kernsatz aus dem „Organon der Heilkunst“:

Gleiches wird mit Gleichem geheilt

Simile, neue Definition

Das Simile entspricht dem Fraktal (Arzneimittelbild), das hinter einer Entwicklung steht.

Das „sonderliche“ Symptom

Das sonderliche Symptom hat einen direkten Zusammenhang mit dem Fraktal, das die Lebensentwicklung darstellt / beschreibt.

Sykosis

Grundmuster der Entwicklung, das mit dem psorischen Grundprozess verknüpft ist und dazu dient, ihn zu stützen und zu stabilisieren.

Symptome

Symptome sind Ausprägungen eines oder mehrerer Fraktale / Arzneimittelbilder, die der Entwicklung eines Menschen zugrunde liegen

Syphilis

Grundmuster der Entwicklung, dass der Sykosis entgegenwirkt. Es löst sykotische Strukturen.

Verdrängung

Die lokale (örtliche) Behandlung eines Krankheitszustandes führt zur Verdrängung. Verdrängung bedeutet erhöhte Potenz (Wahrscheinlichkeit) der Neuerkrankung bei unterdrückten örtlichen Symptomen.

4.5.3. Index

A

B

C

D

E

F

G

H

I

K

L

M

N

O

P

R

S

T

V

W

Z